ACUPUNTURA
PRÁTICA VETERINÁRIA

Acupuntura auricular em cães e gatos

Editora Appris Ltda.
1.ª Edição - Copyright© 2024 do autor
Direitos de Edição Reservados à Editora Appris Ltda.

Nenhuma parte desta obra poderá ser utilizada indevidamente, sem estar de acordo com a Lei nº 9.610/98. Se incorreções forem encontradas, serão de exclusiva responsabilidade de seus organizadores. Foi realizado o Depósito Legal na Fundação Biblioteca Nacional, de acordo com as Leis nᵒˢ 10.994, de 14/12/2004, e 12.192, de 14/01/2010.

Catalogação na Fonte
Elaborado por: Dayanne Leal Souza
Bibliotecária CRB 9/2162

A657a 2024	Aquino, Mauricio Carneiro
	    Acupuntura prática veterinária: acupuntura auricular em cães e gatos /
	Mauricio Carneiro Aquino. – 1. ed. – Curitiba: Appris, 2024.
	    180 p. : il. ; 23 cm.
	
	    Inclui referências.
	    ISBN 978-65-250-7209-8
	
	    1. Acupuntura auricular canina. 2. Acupuntura veterinária.
	    2. Auricoloterapia em cães e gatos. I. Aquino, Mauricio Carneiro.
	    II. Título.
	
	                                                                           CDD – 636.089

Appris editora

Editora e Livraria Appris Ltda.
Av. Manoel Ribas, 2265 – Mercês
Curitiba/PR – CEP: 80810-002
Tel. (41) 3156 - 4731
www.editoraappris.com.br

Printed in Brazil
Impresso no Brasil

MAURICIO CARNEIRO AQUINO

ACUPUNTURA
PRÁTICA VETERINÁRIA
Acupuntura auricular em cães e gatos

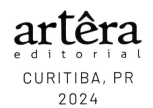

CURITIBA, PR
2024

FICHA TÉCNICA

EDITORIAL	Augusto V. de A. Coelho
	Sara C. de Andrade Coelho
COMITÊ EDITORIAL	Marli Caetano
	Andréa Barbosa Gouveia (UFPR)
	Edmeire C. Pereira (UFPR)
	Iraneide da Silva (UFC)
	Jacques de Lima Ferreira (UP)
SUPERVISORA EDITORIAL	Renata C. Lopes
PRODUÇÃO EDITORIAL	Adrielli de Almeida
REVISÃO	Katine Walmrath
DIAGRAMAÇÃO	Bruno Ferreira Nascimento
CAPA	Carlos Pereira
REVISÃO DE PROVA	Bianca Pechiski

A grandeza de uma nação e seu progresso moral podem ser julgados pela forma como seus animais são tratados.

(Mahatma Gandhi)

AGRADECIMENTOS

Agradeço aos professores e colegas da ABA, em especial à colega Rosane Portela, pelo incentivo e pela amizade.

Dedico este livro à minha irmã, Jasdete Barbosa.

SUMÁRIO

CAPÍTULO 1
INTRODUÇÃO À HISTÓRIA DA ACUPUNTURA 13

CAPÍTULO 2
ACUPUNTURA VETERINÁRIA 43

CAPÍTULO 3
HISTÓRIA DA ACUPUNTURA AURICULAR 51

CAPÍTULO 4
HISTÓRIA DA ACUPUNTURA AURICULAR VETERINÁRIA 61

CAPÍTULO 5
MICROSSISTEMA AURICULAR 65

CAPÍTULO 6
ANATOMIA AURICULAR 71

CAPÍTULO 7
COMO FUNCIONA A ACUPUNTURA AURICULAR? 77

CAPÍTULO 8
**INDICAÇÕES E CONTRAINDICAÇÕES DA ACUPUNTURA
AURICULAR EM CÃES E GATOS** 93

CAPÍTULO 9
REGRAS GERAIS DO TRATAMENTO 95

CAPÍTULO 10
**TRABALHOS DE PESQUISADORES IMPORTANTES
(JAM STILL E UWE PETERMANN)** 111

CAPÍTULO 11
EXEMPLOS DE TRATAMENTOS 161

REFERÊNCIAS 177

CAPÍTULO 1

INTRODUÇÃO À HISTÓRIA DA ACUPUNTURA

A Medicina Tradicional Chinesa (MTC) constitui um sistema de saúde notável que acumula quase três milênios de sucessos e evolução. Essa abordagem médica fundamenta-se na crença de que as enfermidades emergem quando há um desequilíbrio ou um fluxo impróprio do Qi, a chamada energia vital. Para reequilibrar as energias complementares Yin e Yang no organismo, a MTC emprega uma variedade de técnicas, visando ao tratamento integrado do ser, abrangendo aspectos físicos, mentais, espirituais e ambientais.

A MTC engloba especialidades como: a **Fitoterapia Chinesa**, que emprega o uso de ervas medicinais, fórmulas e preparados à base de plantas para tratar os desequilíbrios e promover a saúde; a **Massagem Tui Na**, que, como o nome sugere, é uma forma de massagem terapêutica que utiliza técnicas de pressão, fricção e manipulação para aliviar a dor, melhorando a circulação do sangue, consequentemente o Qi e, dessa forma, auxiliando na resolução dos distúrbios musculoesqueléticos; a **Dietoterapia Chinesa**, que foca a escolha dos alimentos adequados para cada indivíduo, levando em consideração sua constituição física, sua condição de saúde e as estações do ano, a fim de manter ou promover o equilíbrio, prevenindo o surgimento das doenças; o **Qi Gong**, prática que combina *movimento*, *respiração* e *meditação* para cultivar e equilibrar a energia vital do corpo, melhorando a saúde física e mental, com um resultado final muito semelhante ao da yoga de origem indiana; e finalmente a **Acupuntura**, que utiliza a inserção de agulhas de diversos tamanhos e diâmetros em pontos específicos do corpo para equilibrar o fluxo de energia (Qi) e tratar diversas condições de desequilíbrio, incluindo práticas como: o diagnóstico pela Língua e Pulso, como ferramentas de diagnóstico para avaliar a saúde geral do paciente e identificar seus desequilíbrios; a **Moxabustão**, praticada através da queima de ervas (geralmente ***Artemisia vulgaris***) próximo à pele para aquecer os acupontos, estimulando a circulação e tratando as diferentes condições de saúde; e a **Ventosaterapia**, que utiliza copos dos mais variados materiais, tais como chifres, cabaças, bambus e, mais contemporaneamente, o vidro e materiais plásticos duráveis e transparentes, como o policarbonato ou o acrílico, com o objetivo de criar um vácuo sobre a pele, aumentando o fluxo sanguíneo local e aliviando a tensão muscular e a dor.

Todas essas especialidades trabalham em conjunto para promover a saúde, prevenir doenças e tratar uma ampla gama de desarmonias, abordando o indivíduo como um todo e buscando restaurar o equilíbrio entre o **corpo**, a **mente** e o **espírito**.

Figura 1 – *A Medicina Tradicional Chinesa e as especialidades que a compõem*

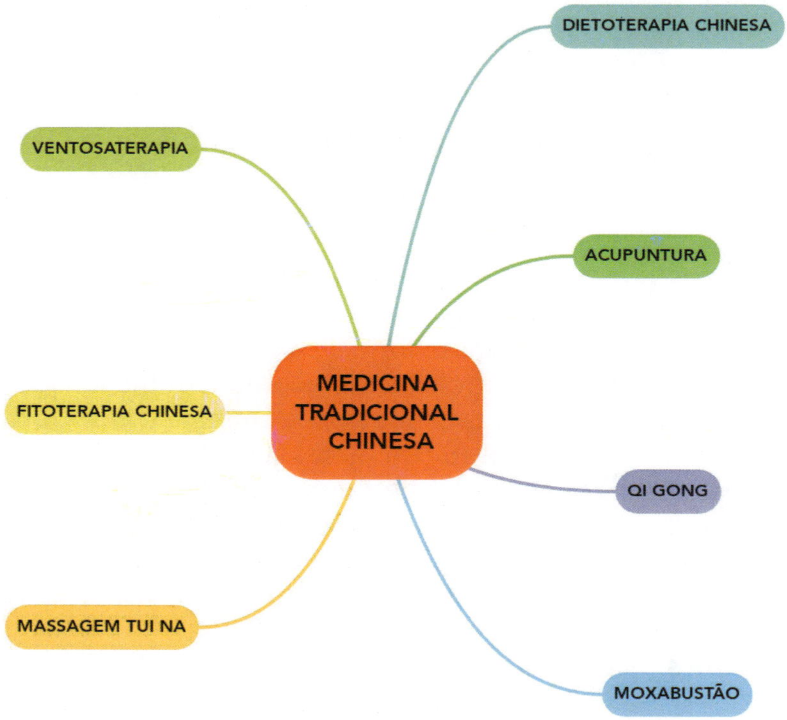

Fonte: imagem do autor

A **Acupuntura** envolve a inserção de agulhas finas ou a aplicação de calor em locais específicos do corpo, conhecidos como acupon-tos, com o objetivo de promover a saúde e o bem-estar através do reequilíbrio das energias.

A palavra "**Acupuntura**", amplamente adotada no Ocidente, na verdade não é chinesa. Essa terminologia foi cunhada pelos missionários jesuítas no século XVII, durante as primeiras visitas à China. O termo deriva do latim, com "**ACUS**" significando "agulha" e "**PUNCTURA**" referindo-se à "perfuração". Se a tradução do seu nome original chinês, **ZHEN JIÚ**, tivesse sido feita de maneira mais precisa, poderia ter sido nomeada como **Acupuntura** e **Moxabustão**, ou de forma mais direta: "Espetar & Queimar".

Diversos escritores sustentam a teoria de que os primórdios da Acupuntura remontam à Era Paleolítica, um período da Pré-História caracterizado pelo uso de agulhas confeccionadas — a partir de materiais naturais diversos, como: pedras, ossos, espinhas de peixes e bambu — pelos nossos antepassados.

Figura 2 – *O homem do gelo: morreu nos alpes europeus há cerca de 5,2 mil anos*

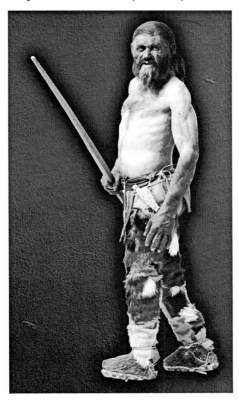

Fonte: imagem gentilmente cedida pelo Museu de Arqueologia do Tirol do Sul/Ochsenreiter

Dorfer, L. *et al.* (1999) menciona que múmias pré-históricas com tatuagens bem preservadas, algumas decorativas e outras de função desconhecida, foram encontradas na Sibéria, no Peru e no Chile. Uma múmia descoberta em 1992 em Chiribaya Alta, no Peru, apresentava tatuagens ornamentais nos membros e tatuagens adicionais no pescoço e costas, cuja posição sugere um possível significado terapêutico.

Outro artigo, publicado em outubro de 1998 na revista *Science*, gerou bastante agitação no meio científico, e não apenas entre os acupunturistas. O estudo apresentou uma análise científica realizada em conjunto pela Academia Alemã de Acupuntura e Medicina Auricular, a Sociedade Austríaca de Acupuntura Controlada, o Instituto de Fisiologia da Universidade de Graz e o Instituto de História Antiga e Pré-Histórica da Universidade de Innsbruck. Essa análise dissipou todas as incertezas a respeito das tatuagens na pele encontradas em uma múmia de gelo de 5.200 anos na Europa Central, apelidada de "Ötzi".

As tatuagens identificadas na múmia, consideradas as mais antigas já descobertas, estavam localizadas em pontos de Acupuntura que seriam apropriados para tratar seus problemas ortopédicos.

O Homem de Gelo, Ötzi, é uma das múmias mais bem preservadas e estudadas do mundo, oferecendo *insights* fascinantes sobre a vida e a saúde dos povos antigos. Uma das descobertas mais intrigantes sobre Ötzi é que ele sofria da doença de Lyme, uma infecção bacteriana transmitida pela picada de carrapatos infectados. A análise genética da múmia revelou a presença da bactéria *Borrelia burgdorferi*, tornando Ötzi também o caso mais antigo conhecido dessa doença.

A doença de Lyme pode causar uma série de sintomas debilitantes, especialmente se não for tratada adequadamente. Um dos sintomas mais comuns são as dores articulares, que podem se manifestar como inchaço e desconforto nas articulações, principalmente nos joelhos. Essas dores podem se tornar crônicas e recorrentes, afetando significativamente a qualidade de vida do indivíduo.

Curiosamente, muitas das 61 tatuagens encontradas no corpo de Ötzi estão localizadas em áreas comumente afetadas por dores articulares, como joelhos, tornozelos, pulsos e parte inferior das costas. Essas tatuagens consistem em grupos de linhas paralelas, variando em espessura e comprimento, e parecem ter sido feitas por meio de pequenas incisões na pele, seguidas da aplicação de carvão vegetal.

Aqui estão alguns exemplos específicos de como as tatuagens se correlacionam com pontos de Acupuntura e as condições potencialmente tratadas: Pulso Esquerdo e Região Lombar: algumas das tatuagens de Ötzi nessa área podem estar sobre ou próximas a pontos de Acupuntura que, na Medicina Tradicional Chinesa, são usados para tratar condições do sistema digestivo e dor nas costas; Pernas Inferiores: as tatuagens nas pernas de Ötzi podem estar relacionadas a pontos usados para tratar sintomas associados a problemas nas pernas e pés, além de possivelmente aliviar a dor e a fadiga.

Figura 3 – *Localização geral das tatuagens no corpo da múmia. Os pontos de Acupuntura próximos a elas, em azul e laranja, são "sugestões" do autor*

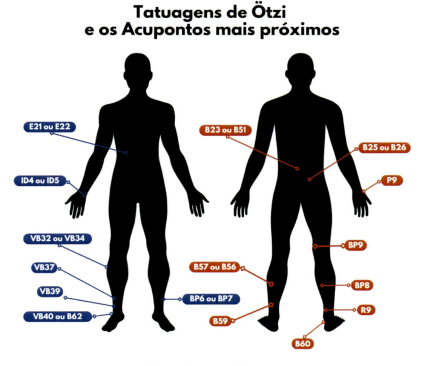

Fonte: imagem do autor

A localização estratégica das tatuagens de Ötzi levou alguns pesquisadores a sugerir que elas poderiam ter sido feitas como uma forma de tratamento para aliviar as dores articulares causadas pela doença de Lyme (Deter-Wolf *et al.*, 2016).

Surpreendentemente, muitas dessas tatuagens correspondem a pontos de Acupuntura usados atualmente para tratar condições semelhantes, sugerindo que essa prática terapêutica pode ter origens muito mais antigas do que se pensava anteriormente.

Por exemplo, Ötzi possui tatuagens nos joelhos, uma área frequentemente afetada pela artrite de Lyme. Essas tatuagens podem ter sido feitas para aliviar a dor e o inchaço nessa região. Além disso, as tatuagens encontradas nos pulsos e tornozelos de Ötzi também coincidem com pontos de Acupuntura usados para tratar dores articulares e melhorar a circulação sanguínea.

Embora não se possa afirmar com certeza que as tatuagens de Ötzi tenham sido feitas especificamente para tratar os sintomas da doença de Lyme, a correspondência entre sua localização e os pontos de Acupuntura modernos sugere que elas podem ter tido um propósito terapêutico. Essa descoberta não apenas amplia nosso entendimento sobre as práticas médicas antigas, mas também levanta questões fascinantes sobre a disseminação do conhecimento e a interação cultural entre diferentes regiões do mundo na Pré-História.

O caso de Ötzi nos convida a refletir sobre a longa história da humanidade em busca de alívio para as dores e desconfortos causados por doenças crônicas, como a doença de Lyme. A presença de tatuagens em áreas estratégicas do corpo, possivelmente relacionadas a pontos de Acupuntura, sugere que nossos ancestrais já possuíam um conhecimento sofisticado sobre o tratamento da dor e o uso da modificação corporal para fins terapêuticos.

Contudo, os exemplos se estendem ainda mais; investigações arqueológicas em sítios ligados à cultura **Yang-Shao**, do período Neolítico na China, *localizados ao longo do rio Amarelo*, datados entre **5000 a 3000 a.C.**, revelaram a utilização de um artefato de pedra polida e afiada conhecido como **Bian-Shi** (agulha de pedra). Acredita-se que esse instrumento era empregado, naquela época, tanto para a drenagem de abscessos quanto para a estimulação de pontos específicos do corpo. Tais práticas são evidenciadas em referências bibliográficas como: Ma (1992), Chan *et al.* (1994) e Ma (2000), conforme citado por Gastal (2010).

Documentos descobertos em sepulturas da **Dinastia Han Ocidental (206 a.C. a 22 d.C.)** mencionam o uso de "varas ardentes de Artemisia vulgaris", indicando que a prática da moxabustão, que envolve a queima dessa erva sobre ou próximo à pele para trabalhar na cura, já era realizada antes do advento do uso de agulhas. Essa informação é destacada por Gastal (2010).

No entanto, a idade **OFICIAL** da Acupuntura **não** excede os três mil anos.

No período entre **770 e 476 a.C.**, a Medicina Clássica Chinesa (Yi) evoluiu para se tornar uma disciplina profissionalizada e a medicina escolhida pelos imperadores. Antes dessa época, a prática médica na China compartilhava seu espaço com abordagens espiritualistas e xamânicas.

A Medicina Chinesa, com uma história que se estende por quase três milênios, só veio a alcançar uma estruturação como sistema médico organizado há pouco mais de dois mil anos.

Figura 4 – *A extensão total da fronteira brasileira, considerando tanto a fronteira terrestre (16.886 km) quanto a marítima (7.367 km), é de aproximadamente 24.377 km de extensão, a terceira maior do mundo, segundo o IBGE*

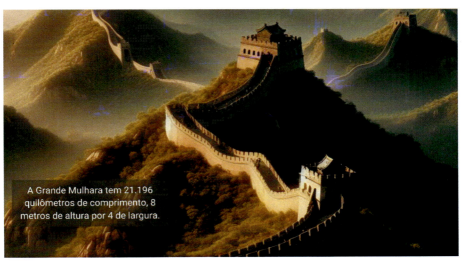

Fonte: imagem do autor. Gerada por IA

Um marco significativo na história chinesa, que surgiu após uma era definida por guerras extensas e acirradas entre Estados oponentes (**Qin**, **Han**, **Zhao**, **Wei**, **Chu**, **Yan** e **Qi**), é conhecido como o "Período dos Reinos Combatentes" (475 a.C. a 221 a.C.). Essa era não se destacou somente pelos confrontos diretos e os assédios a fortificações, mas igualmente pelos progressos notáveis em tecnologia bélica, táticas de combate, além de iniciativas de reformas políticas e administrativas nos Estados, com o objetivo de aprimorar a eficácia militar e a gestão governamental. O renomado tratado "A arte da guerra", atribuído a **Sun Tzu**, encapsula as inovações estratégicas forjadas e implementadas ao longo desse período e que culminaram na unificação da China sob o comando do Estado de **QIN**, liderado por **QIN SHI HUANG**, que deu origem a uma série de reformas e que teve uma influência direta na formação da MTC como a conhecemos hoje.

Segundo Tomato (2023), a Dinastia **QIN** se destacou pelo emprego da força e da violência, que culminou, pela primeira vez na história, na unificação da China como país. Embora **Qin Shi Huang** seja reconhecido como um dos arquitetos da China unificada, sua memória é igualmente marcada pela imagem de um ditador tirânico e cruel.

Conforme apontado por Tomato (2023), uma das suas primeiras ações após a unificação do país foi a de destituir a elite feudal e confiscar suas terras, proclamando-se imperador da China. Além disso, empreendeu uma série de *reformas significativas* visando consolidar a coesão política do território chinês. Entre suas iniciativas, destaca-se a ordenação de projetos de construção de grande envergadura, incluindo a edificação da **Grande Muralha da China**, demonstrando seu empenho em proteger e unificar a nação.

No entanto, o imperador demonstrou sua grandiosidade até mesmo na morte. Sua tumba, redescoberta em **1974** na província de Shaanxi, nas proximidades de Xian, é um dos sítios arqueológicos mais intrigantes e enigmáticos do mundo. Erguida durante seu breve reinado, a tumba ganhou notoriedade pelo exército de terracota, uma impressionante coleção de milhares de estátuas em tamanho real de soldados, cavalos e carruagens, enterradas com o propósito de proteger o imperador na vida após a morte.

A tumba principal, uma gigantesca pirâmide, permanece selada e acredita-se que contenha tesouros e um elaborado sistema de armadilhas. <u>A construção envolveu centenas de milhares de trabalhadores</u>, artistas dos sete Estados recém-unificados, além de muitos prisioneiros, muitos deles condenados por pequenas infrações apenas para se juntar à força de trabalho de construção.

Figura 5 – *Exército de terracota enterrado para proteger o imperador na vida após a morte. Uma das descobertas arqueológicas mais importantes do século XX*

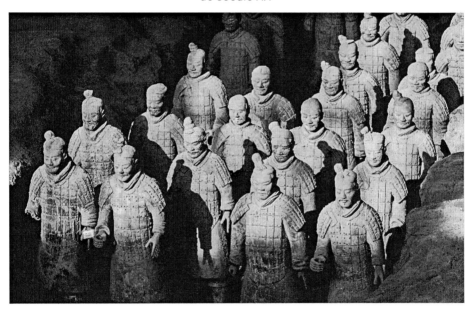

Fonte: Deposiphotos

O exército de terracota do Imperador Amarelo é composto por aproximadamente **8.000** guerreiros, embora o número exato ainda não seja totalmente conhecido, pois a escavação do sítio arqueológico, considerado um dos **maiores** do mundo, continua em andamento. Além dos guerreiros, o complexo inclui cerca de 130 carruagens com 520 cavalos e 150 cavalos de cavalaria. Cada figura é única, com detalhes individuais que refletem a diversidade do exército imperial da época. Essa é uma das descobertas arqueológicas mais significativas do século XX.

Textos históricos descrevem a tumba como um palácio subterrâneo com réplicas de rios de mercúrio e um teto adornado com pedras preciosas. A preservação da tumba é desafiadora devido ao alto nível de mercúrio e à necessidade de tecnologias avançadas para escavação e conservação. A tumba é um testemunho da ambição do imperador e um símbolo da rica herança cultural da China, oferecendo um elo tangível com o passado e as crenças funerárias antigas.

Após a morte do Primeiro Imperador da China, em 210 a.C., o Império Chinês entrou em colapso rapidamente, devido a uma série de fatores interligados. A sucessão foi marcada por intrigas palacianas e disputas pelo poder. A pesada carga tributária e as rigorosas políticas de trabalho forçado, que haviam sido implementadas para realizar os grandiosos projetos do império, como a Grande Muralha e o exército de terracota, geraram um profundo descontentamento entre a população. Esse descontentamento culminou em revoltas camponesas e rebeliões lideradas por antigos aristocratas e generais desgostosos.

A falta de liderança eficaz e a fragmentação do poder central permitiram que essas revoltas ganhassem força, resultando na queda da Dinastia Qin em 206 a.C. e na subsequente ascensão da Dinastia Han, que trouxe um período de relativa estabilidade e prosperidade para a China.

Entre as ações mais significativas implementadas pelo imperador em vida, destaca-se a reforma no ***setor da saúde***, exilando os pensadores que não compartilhavam de seus ideais para a província de Shan Tung.

O imperador **Qin Shi Huang**, essa personalidade histórica envolta em controvérsias, é também reverenciado pelos praticantes de Acupuntura como o **Imperador Amarelo**, responsável pela organização do **NEI JING**, a obra mais célebre entre os ***Clássicos da Acupuntura*** em todo o mundo.

A compilação desse livro ocorreu no período entre **206 a.C. a 220 d.C.**, momento em que o conceito dos *Cinco Elementos* foi aprimorado e firmemente vinculado às teorias do **Yin** e **Yang**.

O **Huangdi Neijing** é um dos principais textos médicos chineses da era clássica, que tem sido tratado como uma fonte fundamental para a medicina chinesa por mais de dois milênios.

Segundo Gastal (2010) o **Imperador Amarelo** revelou informações avançadas sobre *anatomia, fisiologia, patologia, diagnóstico e abordagens terapêuticas*, antecedendo os descobrimentos de Sir William Harvey (1578-1657), um médico inglês notório por sua descrição detalhada da circulação sanguínea sistêmica e das funções vitais do sangue. Harvey elucidou como o coração bombeia o sangue para o cérebro e outras partes do corpo, com a afirmação de que "o sangue percorre incessantemente todas as partes do corpo, sendo regulado pelo coração". Essas contribuições já estavam documentadas dois mil anos antes dos trabalhos de Harvey, evidenciando a riqueza e a vanguarda do conhecimento médico na antiga China.

Figura 6 – *Os principais livros da Acupuntura Clássica segundo Unschuld (2018)*

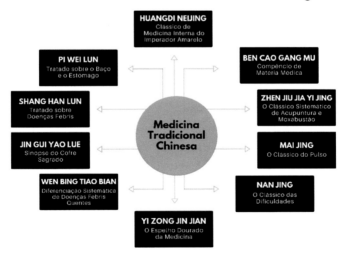

Fonte: UNSCHULD, P.U. Traditional Chinese Medicine: Heritage and Adaptation. Columbia University Press. 2018

Figura 7 – Imagem do Imperador Amarelo. Wikipédia

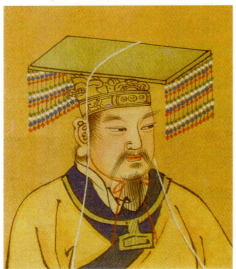

Fonte: domínio público

Figura 8 – Essas nove agulhas de Acupuntura são réplicas das agulhas utilizadas na época e que datam da dinastia Han (206 a 220 d.C.). Não existem imagens dessas agulhas no Imperador Amarelo; no entanto, elas foram idealizadas baseando-se na sua descrição

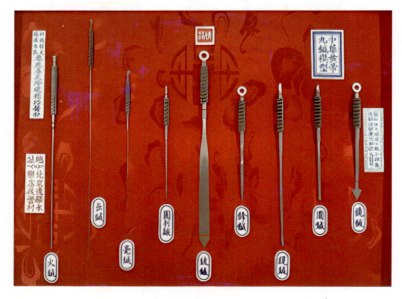

Fonte: royalty free yellow emperor photo

No período do sistema feudal chinês, que se estendeu de **475 a 24 d.C.**, houve uma transição no material utilizado na confecção de agulhas, passando de pedra, ossos e bambu para o uso mais frequente de agulhas de ferro e, em casos mais raros, de metais preciosos como ouro e prata.

O *Capítulo 78* do **IMPERADOR AMARELO** cita a existência de nove tipos de agulhas utilizadas na medicina nessa época. A base filosófica para a utilização dessas agulhas para o tratamento dos enfermos é a mesma de hoje: equilibrar o *JING* (melhor descrito como a essência ancestral e a fonte da vida), o *Qi* (energia) e o *SHEN* (espírito), os três elementos vitais do corpo humano.

Figura 9 – Padre Matteo Ricci, sacerdote italiano, considerado o fundador das missões católicas na China durante a Dinastia Ming

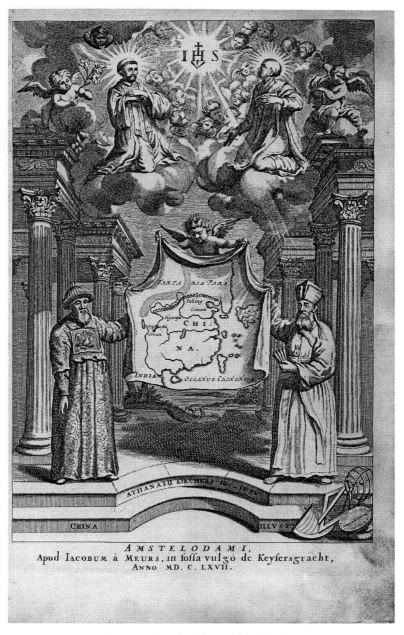

Fonte: obra de Athanasius Kircher

De acordo com Gastal (2010), a introdução da Medicina Clássica Chinesa na Europa é atribuída ao jesuíta *Franciscus Xavier*, que, após sua estadia no Japão em **1549** (um país mais aberto ao diálogo com os ocidentais em comparação à China), trouxe os primeiros relatos sobre essa prática.

Contudo, a missão de evangelizar a China representou um desafio considerável, marcado pela perseguição e martírio de numerosos jesuítas.

Durante o século **XVI**, destacou-se uma significativa movimentação missionária em direção à China, com jesuítas como *Matteo Ricci*, *Adam Schall* e *Ferdinand Verbiest* à frente dessa jornada evangelizadora. Esses missionários fascinaram a elite intelectual chinesa com seu conhecimento em várias áreas, como *matemática*, *astronomia*, *música* e *pintura*.

Durante esse período, observou-se um expressivo crescimento da Igreja na China, atraindo milhares de novos fiéis. Contudo, com o estabelecimento da Dinastia Ming (1368–1644), o cristianismo enfrentou novas ondas de perseguição no território chinês.

Essa hostilidade foi igualmente perpetuada pelos *Manchus*, que, ao invadirem a China, continuaram a opressão contra os cristãos.

Nesse contexto de adversidade, o padre *Dominicano Francisco Fernández de Capillas* (**1607–1648**) se destacou como o primeiro mártir reconhecido oficialmente pela Santa Sé, selando sua fé através do sacrifício supremo do martírio.

No século **XVII**, a Europa presenciou a introdução da Acupuntura, um marco significativo promovido inicialmente através de relatos e publicações de *missionários jesuítas*.

Esse período também contou com contribuições notáveis de figuras europeias que desempenharam papéis fundamentais na disseminação do conhecimento acerca dessa prática. Entre eles, o dinamarquês *Jacob de Bondt*, em **1642**, seguido pelo holandês *Willem Ten Rhijne*, em **1683**, e pelos alemães *Andreas Cleyer*, em **1682**, e *Engelbert Kaempfer*, em **1712**, destacaram-se por serem os pioneiros na elaboração de documentos médicos sobre a Acupuntura.

Esses escritos não apenas detalhavam os pontos e canais utilizados na prática, mas também incluíam ilustrações detalhadas e descrições de casos cujos resultados foram descritos como sendo tão extraordinários que **"superavam mesmo os milagres"**, conforme documentado por Gastal em 2010. Essa fase marcou um ponto de virada significativo, enriquecendo o conhecimento médico europeu com as práticas e princípios da Medicina Tradicional Chinesa.

Conforme relatado por Macdonald em 1993 e citado por Gastal em 2010, o ano de **1825** marcou um avanço significativo na prática da Acupuntura, graças a **Sarlandière**, que inovou, adaptando a técnica milenar da Acupuntura ao conceito de **Galvanismo**, introduzindo a aplicação de corrente elétrica através das agulhas de Acupuntura.

Tal inovação revelou-se eficaz no alívio de dores articulares, estabelecendo assim os fundamentos da eletroacupuntura. Esse momento não apenas representou uma evolução na aplicação da Acupuntura, mas também inaugurou um novo capítulo na história da medicina, combinando conhecimentos tradicionais com avanços tecnológicos para ampliar as possibilidades de tratamento.

Em **1892**, **Sir William Osler**, um distinto médico canadense frequentemente reverenciado como o **"Pai da Medicina Moderna"**, fez uma contribuição notável ao campo da medicina com a inclusão da Acupuntura como método de tratamento para lombalgias e dor ciática em sua obra seminal *Princípios e prática da Medicina*.

Essa inclusão, documentada por Holmdahl em 1993 e por White e Ernst em 2004 e posteriormente citada por Gastal em 2010, destaca o reconhecimento e a validação da Acupuntura dentro do contexto da medicina ocidental já no final do século **XIX**.

A adoção dessa prática por uma figura tão proeminente no campo médico não apenas reforçou a legitimidade da Acupuntura como uma intervenção terapêutica valiosa, mas também marcou um ponto de inflexão na integração de métodos de tratamento **não ocidentais** na prática médica convencional, ampliando as opções de tratamento disponíveis para condições dolorosas comuns.

Figura 10 – As dinastias chinesas

	DINASTIAS	PERÍODO
1	XIA	2070 a.C. – 1600 a.C.
2	SHANG	1600 a.C. – 1046 a.C.
3	ZHOU	1046 a.C. – 256 a.C.
4	QIN	221 a.C. – 204 a.C.
5	HAN	202 a.C. – 220 d.C.
6	TRÊS REINOS	220 - 280
7	JIN	265 - 420
8	DINASTIA DO NORTE E DO SUL	420 - 589
9	SUI	581 - 618
10	TANG	618 - 907
11	CINCO DINASTIAS E DEZ REINOS	907 - 960
12	SONG	960 - 1279
13	YUAN (Mongol)	1271 -1368
14	MING	1368 - 1644
15	QING (Manchu)	1644 - 1912

Fonte: tabela do autor

Foi através dos esforços de missionários europeus e norte-americanos no final do século **XIX** que se deu a introdução inicial de conhecimentos médicos modernos na China. Esses missionários, motivados pela missão de difundir sua fé, também procuraram trazer avanços na área da saúde. No entanto, tanto o governo imperial quanto a maior parte da população chinesa demonstraram resistência e pouco interesse em adotar os modelos ocidentais de medicina e religião propostos pelos missionários. "A Medicina Chinesa era o único campo que muitos Intelectuais consideravam igual, senão Superior, à sua contraparte ocidental" (Contatore; Tesser; Barros, 2018).

Essa hesitação em abraçar novas práticas médicas e crenças religiosas refletia não apenas as diferenças culturais profundas, mas também uma relutância em aceitar influências externas que poderiam ameaçar as tradições e a soberania nacionais. No período compreendido entre **1648 a 1930**, um total de **87 chineses** e **33**

missionários estrangeiros, entre os quais *sete religiosas*, sofreram o martírio em nome de sua fé católica.

Muitos desses religiosos foram mortos durante a **REVOLTA DOS BOXERS**, um movimento ultranacionalista e antiocidental que ocorreu na China entre **1899** e **1900**, durante a **Dinastia Qing**, liderado pela seita **YIHEQUAN**, também conhecida como "**Punhos da Justiça e da Concórdia**". Com um caráter xenófobo e tradicionalista, a revolta visava expulsar estrangeiros do país e criticava fortemente a presença cristã e ocidental na China.

A **REVOLTA DOS BOXERS** tornou-se um marco da resistência chinesa contra a influência estrangeira, demonstrando o descontentamento de parte da população com a presença ocidental no país durante o final do século **XIX**. O movimento contou com o apoio velado de autoridades locais e da própria **imperatriz Tzu-Hsi**, resultando na morte de milhares de cristãos chineses, missionários e cidadãos de países ocidentais.

No dia *1º de outubro de 2020*, esses mártires foram canonizados como santos pela Igreja Católica, em uma cerimônia presidida pelo Papa João Paulo II. Esse ato reconheceu oficialmente o sacrifício desses indivíduos e sua inabalável devoção à fé católica, mesmo diante das adversidades mais extremas.

Em um tributo à resiliência e fé desses indivíduos, a artista *Monica Liu* criou, no ano de **2020**, uma obra de arte intitulada "*Os 120 Mártires da China*". Essa pintura homenageia os mártires católicos chineses, capturando a essência de sua bravura diante da perseguição religiosa que enfrentaram.

A **Dinastia Qing** marcou o **último** capítulo do período imperial na China, estendendo seu domínio de **1644** até **1912**. Nessa era, o Império **Qing** expandiu-se para se tornar o império mais extenso e populoso globalmente, exercendo uma influência crucial no desenvolvimento da identidade cultural chinesa, com profunda contribuição para a cultura, política e sociedade, tendo deixando um legado que perdura até os dias atuais. Esse período histórico foi caracterizado por um significativo crescimento territorial e demográfico, consolidando o império como uma potência central na Ásia e no mundo.

De acordo com Gastal (2010), a Medicina Clássica Chinesa manteve-se como a única modalidade terapêutica praticada na China por milênios, até a introdução das metodologias médicas do Ocidente no término da

Dinastia Qing (1644 a 1912), e muito embora a Acupuntura tenha quase três milênios foi no término do século **XIX** e nas primeiras décadas do século **XX** que o cenário começou a se alterar significativamente.

Durante esse período, *o enfraquecimento do poder imperial chinês e o crescente domínio de forças estrangeiras*, incluindo a influência japonesa, que havia adotado e adaptado valores ocidentais, desempenhou um papel na introdução dessas ideias na China.

Esse encontro entre o conhecimento Tradicional e o Moderno culminou na predominância da Medicina Ocidental sobre as práticas da Medicina Tradicional Chinesa. A fusão dessas duas abordagens médicas não apenas simbolizou uma mudança nas práticas de saúde, mas também refletiu em transformações sociais e culturais profundas que estavam ocorrendo na China naquele período.

O interesse da população chinesa pela medicina moderna emergiu, não devido a uma convicção em sua superioridade terapêutica, mas pela afinidade com a narrativa de modernização (Andrews, 2014 citado por Contatore; Tesser; Barros, 2018).

Essa reformulação destaca a mudança de paradigma na saúde na China, sublinhando que a atração pela medicina ocidental não se baseava necessariamente na crença de que ela oferecia melhores resultados de tratamento. Em vez disso, o que capturou a imaginação e o interesse da população foi o apelo da modernidade e tudo o que ela representava em termos de progresso e inovação.

Esse fenômeno reflete uma complexa interação de fatores culturais, sociais e psicológicos que moldaram a percepção e a aceitação da medicina ocidental na China, conforme analisado por Andrews e posteriormente discutido por Contatore, Tesser e Barros.

Esse movimento em direção à modernidade médica é emblemático de um período de transformação significativa, quando as identidades culturais e as práticas de saúde estavam em fluxo, navegando entre tradições estabelecidas e novas influências globais.

Contudo, o ano de **1911** marcou um *ponto de inflexão significativo*. Uma epidemia, descrita como tendo uma *"**taxa de mortalidade próxima de 100%**"*, começou a disseminar-se por toda a China, colocando em risco a escalada para uma pandemia em pleno desenvolvimento. A origem dessa crise sanitária foi associada ao comércio de animais selvagens, cita French (2020).

Essa reformulação enfatizou o momento crítico que o ano de **1911** representou na história da saúde pública chinesa, destacando a gravidade da epidemia que emergiu e o iminente perigo de se transformar em uma pandemia de proporções catastróficas.

O detalhe sobre a "taxa de mortalidade próxima de 100%" sublinha a letalidade da doença, enquanto a menção ao comércio de animais selvagens como possível origem aponta para práticas de risco que podem ter facilitado a emergência e a propagação do surto.

Esse evento é apresentado como um divisor de águas, não apenas pela escala da tragédia humana que implicou, mas também pelo impacto que teve na reavaliação das práticas de saúde pública e na percepção dos riscos associados ao comércio de animais selvagens.

Figura 11 – Marmota Tarbagan

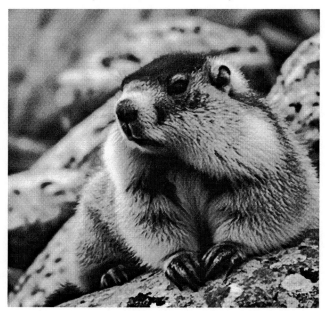

Fonte: foto gerada por IA

A referência a French (2020) representa uma fonte contemporânea que analisa, retrospectivamente, a importância desse evento histórico, proporcionando um contexto para compreender as complexidades das epidemias e os desafios em prevenir futuras pandemias.

De acordo com French (2020), a Marmota Sibirica, igualmente referida como Marmota Tarbagan, é um membro da família dos roedores. Esse animal habita diversas áreas, abrangendo a China (Mongólia Interior e Heilongjiang), a parte norte e oeste da Mongólia, além da Rússia (sudoeste da Sibéria, Tuva e Transbaikalia).

Marmota Sibirica foi identificada como a responsável pela disseminação dessa epidemia.

No entanto, em realidade, foi o desenvolvimento de novos métodos para o abate e processamento da pele desse animal em meados do século **XX** que promoveu a sua vertiginosa valorização, pois até então ela era desconsiderada devido à complexidade do seu aproveitamento. Ao destacar o caráter "extremamente interessante" da Marmota como alternativa, graças à inovação tecnológica e às tendências econômicas no setor de moda e peles, reflete-se como adaptações técnicas podem abrir novos nichos de mercado e alterar cadeias de valor existentes. Essa inovação transformou a Marmota em uma opção econômica atraente, capturando o interesse da rentável indústria de peles europeia daquele período.

Figura 12 – *Essa foto, tirada entre 1910 e 1915, mostra o Dr. Wu Lien-Teh, um médico chinês formado em Cambridge que foi pioneiro no uso de máscaras durante a Peste da Manchúria de 1910-11*

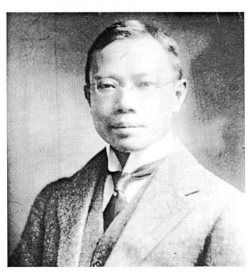

Fonte: French (2020)

WU LIEN-TEH, renomado médico de descendência chinesa, nascido na Malásia e formado pela Universidade de Cambridge, no Reino Unido, foi a figura central na contenção do surto.

Sob sua liderança, a China adotou medidas rigorosas de controle sanitário, incluindo a implementação de uma "quarentena de emergência", restrições de viagem, a adoção precoce do uso de máscaras faciais, a construção de hospitais dedicados para isolar tanto os infectados quanto os potencialmente infectados e a prática da incineração dos corpos das vítimas para evitar a propagação da doença.

Esse conjunto de ações, ao demonstrar eficácia na contenção da crise sanitária, não apenas salvou inúmeras vidas, mas também serviu como um catalisador para o reconhecimento e a valorização dos princípios e práticas da Medicina Ocidental. A partir desse episódio, observou-se uma crescente confiança e adoção desses métodos médicos, estabelecendo um novo paradigma no cuidado à saúde e na prevenção de doenças, reforçando o papel da ciência e da medicina moderna como pilares fundamentais para a saúde pública global.

Figura 13 – *Foto (da época) de algumas das vítimas da Epidemia de 1911 amontoadas na China. Foto de domínio público*

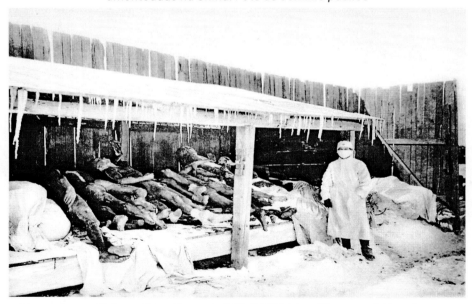

Fonte: https://af.m.wikipedia.org/wiki/L%C3%AAer:Picture_of_Manchurian_Plague_victims_in_1910_-1911.jpg)

Graças à adoção dessas ações decisivas, **Wu Lien-Teh** anunciou que a epidemia havia sido efetivamente controlada no final de janeiro de **1911**, culminando com uma última cerimônia de cremação em massa das vítimas.

Após a estabilização da situação epidêmica, o governo da China organizou a Conferência Internacional sobre a Peste na cidade de Shenyang, situada na região norte do país, próxima ao foco inicial do surto. Esse evento contou com a presença de renomados profissionais do campo da saúde, incluindo virologistas, bacteriologistas, epidemiologistas e especialistas em doenças infecciosas, provenientes de várias das mais influentes nações globais, entre elas os Estados Unidos, Japão, Rússia, Reino Unido e França.

Esse encontro representou um marco importante, reunindo mentes brilhantes em busca de soluções e estratégias para combater eficazmente surtos epidêmicos futuros, refletindo a importância da colaboração internacional na área da saúde pública.

Figura 14 – *As rotas aéreas de hoje espalham vírus rapidamente pelo mundo. No passado, por volta de 1906, as ferrovias ajudaram a espalhar a doença pelas montanhas da Manchúria*

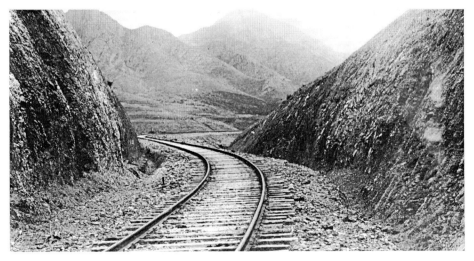

Foto: Topical Press Agency/HultonArchive/Getty

Figura 15 – *Ilustração do Ceifador (Alegoria da Morte) acima da Manchúria, publicada no Le Petit Journal, na França, em 1911*

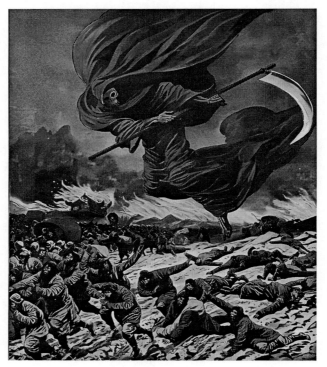

Fonte: French (2020)

No ano de **1912**, movimentos **Nacionalistas e Republicanos** empreenderam esforços para erradicar símbolos associados ao passado Regime Imperial, incluindo a Medicina Tradicional Chinesa, com o objetivo de adotar uma metodologia ocidental baseada em princípios científicos.

Essa transição buscava não apenas uma mudança nas práticas de saúde, mas também uma ruptura com as tradições milenares, substituindo-as por abordagens modernas e científicas oriundas do Ocidente.

Esse movimento reflete a dinâmica de transformação e modernização que caracterizou esse período histórico, marcando um esforço consciente para alinhar a China com as inovações e o pensamento científico predominantes no mundo ocidental.

No ano de **1914**, o ministro da Educação emitiu uma ordem para abolir a prática da Medicina Tradicional Chinesa, proibindo também o uso de quaisquer substâncias medicinais associadas a ela.

De acordo com Contatore, Tesser e Barros (2018), a intensa pressão e as repetidas tentativas de desmantelamento da Medicina Chinesa forçaram os praticantes da Medicina Tradicional a realizar adaptações em direção à abordagem da Medicina Ocidental.

Em **1929**, políticos sugeriram abolir a medicina de estilo "antigo" para facilitar a adoção da Medicina Ocidental e melhorar a saúde pública. Contudo, essa ideia não era consensual. A pressão da Medicina Ocidental acabou por eliminar a rivalidade entre as várias correntes da época, levando à unificação em defesa da Medicina Chinesa, garantindo a sua sobrevivência.

Os principais especialistas do governo apresentaram um programa oficial com o objetivo de padronizar o ensino, um passo essencial para a estruturação de uma organização universitária. Essa reformulação do ensino e da prática dessa arte "alterou sua forma, mas manteve sua essência".

Entretanto, há divergências quanto à ideia da preservação da "essência" desses conhecimentos. Andrews (2014) aponta que "*o estudo dos processos históricos foi baseado em Fontes Secundárias, através das quais se analisa a maneira como a fusão com a medicina ocidental acarretou na diminuição da autoridade epistemológica da medicina chinesa*" e Jacques (2005) destaca "*o impacto adverso dessa interação na eficácia de sua aplicação prática*", inclusive propagando que as alterações experimentadas pela Medicina Clássica resultaram em uma desfiguração de sua compreensão original do processo saúde-doença-cuidado, tornando-a mais próxima do entendimento médico ocidental. Essa aproximação levou a esforços infrutíferos de sua validação por meio de métodos inadequados (Souza; Luz, 2011; Contatore *et al.*, 2015 citados por Contatore; Tesser; Barros, 2018).

Além disso, segundo Gale (2014) a pretensa integração e complementaridade entre as práticas médicas se revela uma falácia, visto que frequentemente ocorre a predominância do conhecimento médico ocidental sobre os demais.

Segundo Contatore, Tesser e Barros (2018), a influência aumentou após a ciência começar a entender alguns dos mecanismos terapêuticos utilizados pela Acupuntura. Essa influência continua à medida que se tenta ajustar a prática da Acupuntura a um formato que permita sua validação dentro do modelo de pesquisa biomédica.

Entre os defensores das mudanças, Philippe Sionneau (2014) destaca que a organização da Medicina Chinesa na China foi notavelmente influenciada pela Medicina Ocidental, particularmente pelo modelo cultural dos Estados Unidos. Ele observa uma evolução significativa na prática da Medicina Chinesa, apontando que ela se distanciou da Medicina Clássica da antiguidade, assim como das práticas médicas das dinastias **TANG**, **MING** e **QING**, ressaltando que *"cada período histórico tem seu próprio estilo, o qual influencia as artes, a ciência, a moda, as tendências sociais e, consequentemente, a medicina da época"*.

Entretanto, Sionneau (2014) enfatiza que, apesar dessas transformações, *a essência da Medicina Chinesa permaneceu inalterada, fundamentada nos princípios estabelecidos por textos clássicos como o **Nei Jing** (Clássico da Medicina Interna), **Nan Jing** (Clássico das Dificuldades), **Zhen Jiu Yi Jing** (Clássico do ABC da Acupuntura e Moxabustão), **Shen Nong Ben Cao Jing** (Matéria Médica de Shen Nong) e **Shang Han Lun** (Tratado das Lesões pelo Frio)*. Sionneau afirma que essa continuidade dos princípios fundamentais da Medicina Chinesa persiste até os dias atuais.

Durante a década de **1940**, impulsionado pela ação do líder da Revolução Chinesa, observou-se um aumento significativo no ensino e na pesquisa em Medicina Tradicional Chinesa no país. Esse período marcou o início de uma sistematização, concretizada entre os anos de **1949** a **1950** sob o governo de ***Mao Tsé-Tung***, caracterizada pela oficialização da fusão entre os conhecimentos da Medicina Tradicional Chinesa e os princípios da medicina científica ocidental.

Esse movimento de ***hibridização*** foi documentado e analisado em profundidade nas obras de autores como Unschuld (1985) e Fruehauf (1999), cujos estudos foram posteriormente citados por Contatore, Tesser e Barros, em 2018, evidenciando a importância histórica e o impacto dessa integração médica na China.

A transformação da fundamentação teórica da Medicina Chinesa, influenciada pela Medicina Ocidental, resultou na padronização do conhecimento gerado e sua difusão global.

Esse desenvolvimento promoveu a evolução da Medicina **Clássica** Chinesa para a sua forma moderna, atualmente denominada Medicina **Tradicional** Chinesa (MTC), conforme apontado pelos mesmos estudiosos.

Figura 16 – Líder da Revolução Chinesa Mao Tsé-Tung

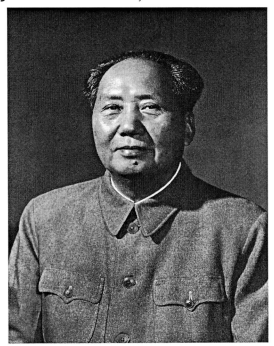

Fonte: Foto de Domínio Público. https://pt.wikipedia.org/wiki/Mao_Ts%C3%A9-Tung#/media/Ficheiro:Mao_Zedong_1959.jpg

Esse processo de evolução não apenas reflete a interação entre diferentes corpos de conhecimento médico, mas também marca a transição da Medicina Chinesa para uma prática mais *sistematizada* e reconhecida internacionalmente, mantendo suas raízes tradicionais ao mesmo tempo em que incorpora elementos da ciência médica ocidental.

Mao Tsé-Tung declarou que *"a Medicina e a Farmacologia chinesas são um palácio de grandes tesouros, devendo ser feitos todos os esforços para a sua exploração e para sua ascensão a níveis mais elevados"* (Gastal, 2010, p. 10).

Através dessa declaração, **Mao Tsé-Tung** incentivou uma jornada de inovação e pesquisa, visando não apenas preservar, mas também expandir o conhecimento e as práticas desses campos, assegurando seu desenvolvimento e relevância contínuos em um contexto moderno.

Desde então, surgiram várias associações e organizações nacionais, nas quais os profissionais se agruparam para proteger os interesses, a prática e a educação relacionados ao seu Sistema Médico.

Na década de **1950**, os comunistas fortaleceram a identidade da Medicina Chinesa, padronizando-a e tornando-a independente da ciência contemporânea, ao estabelecê-la como a *medicina oficial do Estado*.

A meu ver, teria sido pior se, ao invés de ser adaptada conforme o desejo dos políticos de meados do século XX, ela tivesse sido abolida.

Figura 17 – A Medicina Tradicional Chinesa é um misto de Medicina Ocidental e Medicina Clássica Chinesa

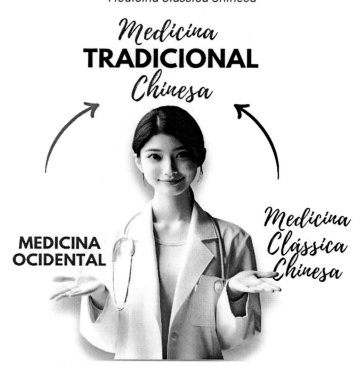

Fonte: imagem do autor

Desde o começo, **Mao** almejou incorporar a Medicina Chinesa ao Sistema de Saúde. Em **1954**, foi estabelecido que os médicos da Medicina Ocidental também deveriam estudar a Medicina Chinesa.

Em **1955**, o Ministério da Saúde fundou a primeira instituição exclusivamente dedicada à **MTC**. Seguindo essa iniciativa, o crescimento do Sistema Médico Universitário se expandiu por todas as províncias chinesas. Em **1956**, existiam quatro instituições, número que aumentou para **19** até **1960**.

Nas referidas escolas, a Medicina Chinesa prevalecia sobre a biomedicina em uma relação de 7 para 3, e os médicos de práticas tradicionais foram incentivados a deixar seus consultórios privados para atuar nas instituições governamentais. Segundo Gastal (2010), *"a prática de baixo custo contribuiu para essa escolha, facilitando o acesso ampliado da população à saúde"*.

Em **1958** a **MTC** foi declarada *"**Tesouro Nacional**"*.

Conforme Sionneau (2014), torna-se claro que a Medicina Chinesa não foi alterada pelos "Comunistas Chineses", mas sim pela rivalidade com a medicina contemporânea. Para concluir esse tema, é pertinente citar o comentário do próprio Sionneau (2014, p. 9):

> Para todos aqueles que caluniam o estilo da china pop, gostaria de lembrar uma verdade: o Maoísmo não enfraqueceu a Medicina Chinesa, ele a salvou. [...] Antes da chegada da medicina ocidental na China no final do século XIX a medicina era simplesmente nomeada. Na época e bem antes, ela coexistia com outros sistemas de cura: Xamanismo e Práticas Médicas Religiosas. As fronteiras entre estas diferentes abordagens não eram sempre claras.

A Medicina Tradicional Chinesa (MTC) foi oficialmente reconhecida pela Organização Mundial da Saúde (OMS). Essa abordagem médica apresenta uma perspectiva única sobre a fisiologia humana e os processos de doença, sustentada por um corpo de teorias que fundamentam sua prática clínica. Entre os conceitos-chave da **MTC**, destacam-se o equilíbrio de Yin e Yang, a teoria dos Cinco Elementos, o sistema de meridianos, além do Qi e da Energia Vital, que são essenciais para o entendimento e aplicação da Medicina Tradicional Chinesa.

O *Diagnóstico Energético* é formulado com base nas ferramentas de anamnese oriental, identificando possíveis desequilíbrios orgânicos, emocionais, mentais e energéticos.

Em **1958** foi criada a Sociedade Brasileira de Acupuntura e Medicina Oriental.

No ano de **1961**, Friedrich J. Spaeth, um fisioterapeuta, em colaboração com os médicos *Ermelino Pugliese* e *Ary Telles Cordeiro*, estabeleceu o Instituto Brasileiro de Acupuntura (Ibra), marcando a fundação da primeira clínica institucional dedicada à Acupuntura no Brasil.

Desde o ano de **1995**, os Conselhos Federais de diversas áreas da saúde, incluindo *Biomedicina, Enfermagem, Fisioterapia, Medicina* e *Medicina Veterinária*, passaram a reconhecer a Acupuntura como uma especialidade médica. Esse reconhecimento é documentado pela World Federation of Acupuncture and Moxibustion Societies em 2006, conforme citado por Gastal em 2010.

No ano de **1999**, a inclusão da Acupuntura na tabela do Sistema de Informação Ambulatorial (SIA/SUS) foi oficializada através da Portaria n. 1.230/GM.

No ano de **2006**, foi ratificada a Política Nacional de Práticas Integrativas e Complementares (PNPIC) no âmbito do Sistema Único de Saúde (SUS).

Extraoficialmente, o início da prática da Medicina Tradicional Chinesa (**MTC**) no Brasil remonta à chegada dos primeiros imigrantes chineses em **1810** e japoneses em **1908**. A prática da Acupuntura por parte desses imigrantes, contudo, permaneceu confinada às suas respectivas comunidades devido às dificuldades impostas pela barreira do idioma.

CAPÍTULO 2

ACUPUNTURA VETERINÁRIA

Gastal (2010) sugere que a Acupuntura Veterinária possui uma antiguidade comparável à da Acupuntura Humana, citando a descoberta de um texto de cerca de três mil anos que menciona seu uso em elefantes indianos.

Embora eu não tenha localizado o documento original, uma pesquisa tailandesa de 2021 descreve o caso de um elefante asiático cativo, de 30 anos, que se recuperou parcialmente de um acidente causado por um raio, através de terapia convencional.

Figura 18 – *Neste artigo (Sripiboom, 2021), temos a Acupuntura associada à eletroacupuntura, ao laser e à aquapuntura no tratamento de um elefante atingido por um raio*

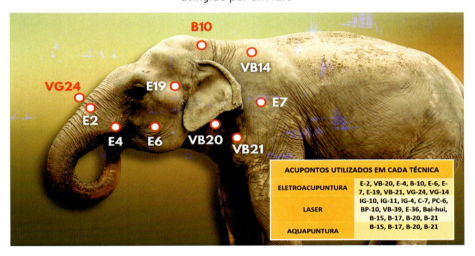

Fonte: imagem do autor

A integração da Acupuntura, uma modalidade da Medicina Veterinária Tradicional Chinesa (MVTC), ao tratamento não só melhorou os sintomas clínicos do elefante, mas também foi recomendada como uma terapia complementar eficaz para outras condições neurológicas em elefantes, conforme Sripiboom (2021).

Lin *et al.* (2003) destacam que, durante o Período dos Estados Combatentes na China, marcado por três séculos de intensos conflitos militares entre sete dinastias pela supremacia do país, a relevância dos animais na sociedade agrícola chinesa se tornou evidente, especialmente os cavalos usados para o combate.

No período da **Dinastia ZHOU** (1027-221 a.C.), o **GENERAL SUN YANG**, também referido como **BAI-LI**, escreveu o **Cânone da Medicina Veterinária** em **659 a.C.** Essa obra, um conjunto de textos agora considerados fundamentais na Medicina Veterinária, reflete seu intenso engajamento e dedicação aos cuidados fundamentais para a saúde animal.

Figura 19 – Os sete Estados beligerantes da China em 260 a.C.

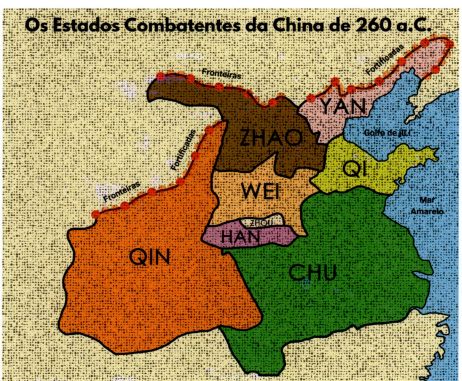

Fonte: imagem do autor

Bai-Li destacou-se como o pioneiro na prática da Acupuntura voltada especificamente para animais, unindo suas habilidades e conhecimentos militares e médicos em uma abordagem holística. Ele foi responsável por estruturar as bases do que hoje entendemos por Medicina Veterinária Chinesa, ultrapassando as barreiras de seu tempo e inscrevendo seu legado na história.

O general Sun Yang é celebrado em toda a nação como o fundador da Medicina Veterinária Chinesa.

Durante a Dinastia Han (206 a.C.–220 d.C.), uma descoberta notável foi feita: uma escultura em pedra se tornou um valioso documento histórico. Essa escultura imortalizou a prática de solda-dos aplicando Acupuntura em seus cavalos usando flechas, com o objetivo de revigorá-los antes das batalhas. Embora não tenha sido possível encontrar uma imagem para ilustrar essa prática, ela está bem documentada em diversas fontes, conforme mencionadas por Kim *et al.* (2005), Pitter e Ernst (2006), Schoen (2006) e Xie e Preast (2007), citados por Gastal (2010).

Nessa época foram produzidos, segundo Petermann (2007), os primeiros livros de medicina e painéis de madeira, descrevendo práticas médicas e fornecendo instruções. Livros datados de 580 a.C. mencionam instruções para a realização do exame retal, como cortar as unhas e lubrificar o braço antes do procedimento.

Durante a Dinastia Tang (618–907 d.C.), a criação de cavalos na China estava em pleno florescimento. Nesse período, foi fundada a primeira faculdade de Medicina Veterinária, contando com um corpo docente de quatro professores e um total de cem alunos. O currículo da instituição incluía o ensino da Acupuntura clássica, e os meridianos eram mapeados em tabelas para facilitar o aprendizado. Além disso, as teorias sobre o Yin e Yang, conceitos fundamentais da Medicina Tradicional Chinesa, foram claramente formuladas nessa época, contribuindo para o desenvolvimento e a sistematização do conhecimento acerca da Acupuntura e suas aplicações na saúde animal, relata Petermann (2007).

É simplesmente incrível pensar que ao longo de três mil anos, desde a época de Bai-Li até os dias atuais, uma vasta experiência foi não apenas acumulada, mas também transmitida de geração em geração, culminando no que conhecemos hoje como a Medicina

Tradicional Chinesa Veterinária. É de tirar o fôlego imaginar que são três mil anos de conhecimentos, sabedoria e práticas ancestrais que estão agora à nossa disposição para auxiliar no tratamento de nossos pacientes. Esse legado é um verdadeiro tesouro, fruto da dedicação e do trabalho árduo de inúmeros praticantes ao longo dos séculos, e é uma honra poder acessar esse conhecimento milenar para proporcionar bem-estar e saúde aos animais sob nossos cuidados.

A Medicina Tradicional Chinesa Veterinária é uma joia rara, lapidada ao longo de milênios, e sua aplicação na atualidade é um testemunho da sabedoria e da eficácia dessas práticas ancestrais.

Embora a Acupuntura Veterinária possua uma longa história e inúmeras comprovações de sua eficácia, um artigo de opinião recente de Manuel Magalhães-Sant'Ana (2019) discutiu as evidências relacionadas à história, concepções e pesquisas modernas sobre a Acupuntura Veterinária Tradicional Chinesa (TCVA).

Baseando-se na observação de uma das ilustrações das nove agulhas, o autor sugeriu que as agulhas usadas em Acupuntura são mais semelhantes a lancetas do que a agulhas nos tempos antigos; para apoiar a visão de que a Acupuntura é análoga à sangria.

Além disso, o autor não acredita que a TCVA tenha sido praticada por milhares de anos. Essa carta documenta que o protótipo da moderna agulha filiforme de Acupuntura apareceu tão cedo quanto na Dinastia Han e que as agulhas modernas não evoluíram de lancetas. Embora o estudo de Sant'Ana levante uma questão curiosa, é necessário ter cautela ao tirar conclusões precipitadas a partir de uma única fonte, especialmente quando se trata de uma tradição tão rica e complexa como a Medicina Tradicional Chinesa Veterinária.

Essa visão, felizmente, foi contestada por Hu e Liu (2020) um ano depois. Eles argumentam que o "conceito das nove agulhas surgiu inicialmente no Huang Di Nei Jing (O Imperador Amarelo) [...] no qual o nome, a forma e o uso principal das nove agulhas foram detalhadamente explorados, [...], porém, nenhuma ilustração pertinente foi revelada".

De acordo com Hu e Liu (2020), existem apenas duas representações pictóricas disponíveis que retratam a configuração das agulhas mencionadas pelo Imperador Amarelo em sua descrição.

Essas ilustrações são as únicas fontes visuais conhecidas que se baseiam diretamente na descrição proferida pelo Imperador Amarelo, fornecendo uma interpretação visual das agulhas utilizadas na Acupuntura Veterinária.

Apesar da limitação no número de representações, essas imagens oferecem uma visão importante sobre a aparência e a configuração das agulhas, conforme descritas pelo Imperador Amarelo, contribuindo para a compreensão histórica e técnica da prática da Acupuntura Veterinária.

Em síntese, se o polêmico autor, na opinião de Hu e Liu, tivesse examinado a outra representação gráfica, aquela com uma quantidade reduzida de lancetas possivelmente não teria proferido tal afirmação.

O artigo de Manuel Magalhães-Sant'Ana, embora traga uma crítica epistemológica necessária e valiosa à Acupuntura Veterinária Tradicional Chinesa (TCVA), apresenta alguns contras que merecem atenção.

Primeiramente, a predisposição do autor contra as Medicinas Complementares e Alternativas, incluindo a TCVA, pode introduzir um viés na análise, potencialmente influenciando a interpretação dos dados e das evidências de forma a favorecer uma conclusão predeterminada contra a prática.

Além disso, ao focar intensamente as críticas à base científica da TCVA, o artigo pode negligenciar ou subestimar o valor da experiência tradicional e do conhecimento acumulado ao longo de milênios na prática da Acupuntura Veterinária.

Essa abordagem pode levar a uma desvalorização das práticas médicas que não se enquadram estritamente nos paradigmas da medicina baseada em evidências, ignorando potenciais benefícios e o papel da TCVA no contexto cultural e histórico em que se desenvolveu.

Na Europa, a disseminação da Acupuntura Veterinária teve início na França, através da publicação de artigos por **Girad** em **1825**, seguido por **Chanel** e **Prevost**, ambos em **1826**.

Na década de **1950**, na Escola de Veterinária de Alfort, as publicações de **Lepetit**, em **1950**, e **Bernar**, em **1954**, trouxeram à luz ilustrações que detalhavam a localização dos Meridianos Energéticos em cães.

A fundação da *Sociedade Internacional de Acupuntura Veterinária* (Ivas) em **1974** é considerada um grande marco da Acupuntura Veterinária mundial.

De acordo com Gastal (2010), no Brasil um dos pioneiros na promoção do estudo da Acupuntura Veterinária foi o **PROFESSOR TETSUO INADA**, vinculado à Universidade Federal Rural do Rio de Janeiro. Em 1980, ele ministrava cursos de Acupuntura adaptando as técnicas usadas em humanos para o tratamento de animais. O professor Inada é autor de várias obras que continuam sendo consideradas referências essenciais na área até os dias atuais (Figura. 20).

Figura 20 – *O professor Tetsuo Inada escreveu diversos livros que continuam sendo referências*

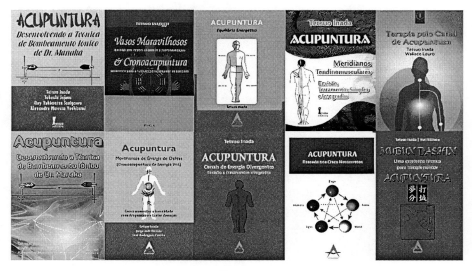

Fonte:

Em **1994**, aconteceu o *Primeiro Simpósio Brasileiro de Acupuntura Veterinária*, marcado pela presença do **Prof. Oswald Kothbauer**, um dos precursores da hipoalgesia cirúrgica na Faculdade de Veterinária da Universidade de Viena, na Áustria, e do **Prof. Wang Qing Lan**, que ocupava o cargo de vice-reitor na Faculdade de Veterinária da Universidade de Pequim, na China. Esse evento simbolizou um marco importante para o avanço da Acupuntura Veterinária no Brasil, reunindo especialistas internacionais de renome na área.

"Em **1996** a *American Veterinary Medical Association* — AVMA aprovou a Acupuntura Veterinária como procedimento médico e/ou cirúrgico, incorporando a prática como integrante da Medicina Veterinária"(Gastal, 2010).

No ano de **1999**, paralelamente à realização do primeiro Congresso Brasileiro de Acupuntura Veterinária, houve a criação da Associação Brasileira de Acupuntura Veterinária(**Abravet**), marcando um momento significativo para essa prática no país.

Atualmente, a Acupuntura Veterinária é reconhecida como uma especialização dentro da Medicina Veterinária, contando com uma ampla rede de profissionais atuantes por todo o território nacional.

Esse desenvolvimento reflete o crescimento e a valorização da Acupuntura Veterinária como um campo importante para o tratamento e bem-estar animal no Brasil.

CAPÍTULO 3

HISTÓRIA DA ACUPUNTURA AURICULAR

De acordo com a literatura, a Auriculoterapia é identificada como um ramo distinto e autônomo em relação à Acupuntura Tradicional Chinesa, tendo sido descoberto e refinado pelo médico francês Nogier.

No entanto, contrariando descrição, a Acupuntura Auricular não é uma modalidade terapêutica moderna, mas profundamente enraizada na ancestralidade da Acupuntura.

O texto clássico de Medicina Chinesa, conhecido popularmente como "O Imperador Amarelo", com mais de dois mil anos, já descreve a conexão entre o pavilhão auricular e o restante do corpo, evidenciando que a prática da Acupuntura Auricular é uma tradição milenar da Medicina Clássica Chinesa.

De acordo com Kropej (1977), documentos chineses antigos, que remontam à Dinastia TANG (618–907 d.C.), já citavam vários pontos auriculares usados na Acupuntura, estabelecendo uma relação com os famosos Pontos Clássicos da Acupuntura Sistêmica.

Segundo Still (2005), a prática da Acupuntura na China Antiga já abrangia a aplicação em pontos específicos da orelha humana. Por outro lado, na tradição médica árabe, a cauterização de certas áreas da orelha era utilizada para tratar condições como a ciática.

Segundo Still (2006), "os textos Chineses *Clássicos* descrevem vários pontos de *Acupuntura Auricular*, tanto em seres humanos quantos em animais [...] que usam pontos específicos na aurícula para fins de *Diagnóstico* e *Terapia*. [...] Agem *sinalizando os distúrbios funcionais dos órgãos* aos quais estão ligados e podem ser usados para *estimular* os mesmos órgãos *harmonizando* suas funções. [...] Num antigo texto chinês, a aurícula foi considerada um importante cruzamento dos principais meridianos *YIN* e *YANG* dos membros. [...] A Estimulação Auricular usando inserção de agulha ou moxa foi usada para tratar surdez ou problemas oculares. [...] A literatura médica europeia do século **XVII** ao **XIX** faz alguns relatos de cauterização bem-sucedida de Zonas Auriculares para aliviar neuralgia do ciático e trigêmeo, em seres humanos".

Ruback (2017) sugere que a Auriculoterapia pode ser uma das técnicas terapêuticas mais antigas empregadas na China, sendo contemporânea ou até mesmo anterior à Acupuntura Sistêmica, e evidências históricas indicam que a Acupuntura Auricular era praticada há cerca de dois mil anos, não somente na China, mas também na Grécia, Pérsia e Egito, com fins terapêuticos.

Os registros médicos que documentam essa prática terapêutica são raros e datam até o século XVII, infelizmente. A técnica de cauterização na região superior da orelha, empregada para tratar ciatalgia, parece ter sido mantida por meio da tradição oral, transmitida de geração em geração, especialmente no Oriente Médio e em algumas áreas do continente africano.

Evidências encontradas em tratados médicos e nas expressões artísticas durante o século XVII indicam que o conhecimento sobre as conexões reflexas existentes na aurícula já era amplamente reconhecido na Europa. Ruback (2017) destaca a pintura "**O Jardim das Delícias Terrenas**", como um exemplo fascinante. Essa obra é um tríptico, um conjunto de três pinturas juntas formando uma única imagem. Pintado pelo artista holandês Hieronymus Bosch, que viveu entre 1450 e 1516, é considerada uma das mais intrigantes e complexas pinturas do início da Renascença, tanto por seu conteúdo simbólico quanto por sua execução artística. O tríptico está atualmente no Museu do Prado, em Madri, e continua a fascinar estudiosos, críticos de arte e o público em geral por sua riqueza de detalhes e temas profundos. Eu tive a oportunidade de visitá-la em 2023.

O Painel Esquerdo representa o paraíso, com Adão e Eva sendo apresentados um ao outro por Deus. Esse painel é repleto de criaturas fantásticas e uma paisagem exuberante, sugerindo a pureza e a inocência do início da criação. O Painel Central mostra uma cena complexa e detalhada que dá nome à obra, "O Jardim das Delícias Terrenas". Esse painel é interpretado por muitos como uma representação da humanidade entregando-se a prazeres mundanos, com uma grande variedade de atividades humanas, animais exóticos e estruturas arquitetônicas fantásticas. A interpretação mais comum é que Bosch quis retratar os pecados e os excessos humanos, com uma visão crítica sobre a indulgência e a luxúria. O Painel Direito descreve o Inferno, uma visão caótica das consequências do pecado e da moralidade distorcida. Esse painel é dominado por imagens grotescas de tortura, monstros e desolação, simbolizando o destino dos pecadores.

Essa obra, que oferece uma representação simbólica do Inferno, inclui detalhes precisos que *sugerem uma compreensão das correlações entre a orelha e outras partes do corpo*.

Notavelmente, a região superior da aurícula, que é perfurada por uma das lanças retratadas na obra (Figura. 22), coincide exatamente com a área específica de cauterização que era utilizada para o tratamento de ciatalgia, destacando uma prática médica da época.

A lança cravada na Concha pelo que aparenta ser um demônio fica bem próxima à Incisura supratrágica e, contemporaneamente, de acordo com a Escola de Nogier, está localizada perto do **Ponto Mestre n. 7**, que possui **Ação Primária** sobre a **Garganta** e **Secundária** sobre os **Genitais Externos**, a **Afetividade**, a **Obsessão**, o **Estresse**, o **Dinamismo**, a **Fadiga** e a **Energia**.

Já o ponto relativo ao **Ciático** alegado por Ruback (2017) seria, hoje, o **Ponto Mestre n. 13**, que leva o mesmo nome e está situado no Ramo Inferior da Anti-hélix, portanto, acima do **Ponto Mestre n. 7**.

O segundo ponto na obra, cravado por uma flecha, parece estar na Fossa Triangular, próximo ao Ponto Shen Men (Porta da Alma) e que tem **ação somática**, **psicológica**, **ansiolítica**, **sedativa**, **analgésica** e **imune**.

Segundo comunicação pessoal, a Escola de Nogier interpreta esse detalhe da pintura de forma muito distinta. Segundo ela, *na parte inferior da imagem que representa o inferno, vemos uma figura feminina encapuzada, cujas vestes lembram anatomicamente órgãos reprodutivos femininos. Logo acima, as duas orelhas são transpassadas por uma faca, numa representação simbólica da masculinidade. Um pequeno demônio é retratado perfurando a orelha com sua lança, atingindo um ponto específico que parece interromper a ereção representada pela faca. Essa ação do demônio sugere uma espécie de castigo ou punição à figura masculina, privando-a de seu prazer.*

A verdade é que, independentemente das divergências interpretativas, essa pintura reveladora está comprometida com conceitos e conhecimentos da época em que foi pintada, há mais de meio milênio. Embora não se saiba a data exata da criação da obra, pois Bosch não costumava datar suas pinturas, análises estilísticas e técnicas indicam que ela pertence ao período final da carreira do artista, quando seu estilo único e iconografia complexa já estavam plenamente desenvolvidos.

Atualmente, o tríptico encontra-se no Museu do Prado, em Madri, onde estive em 2023, quando aproveitei para admirar essa que é uma das obras mais famosas e intrigantes da arte ocidental.

Figura 21.a – *Hieronimus Bosch (1450-1516), pintor do quadro "O Jardim das Delícias Terrenas", mostra uma ilustração da aurícula perfurada pelo que parece ser uma flecha e uma lança, e uma delas está exatamente no local usado para o tratamento da ciatalgia*

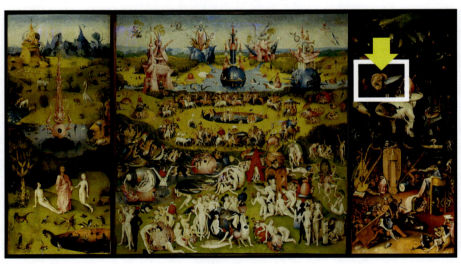

Fonte: Wikipedia: https://pt.m.wikipedia.org/wiki/Ficheiro:The_Garden_of_Earthly_Delights_by_Bosch_High_Resolution_2.jpg

Figura 21.b – Hieronimus Bosch (1450-1516), "O Jardim das Delícias Terrenas". Detalhe da aurícula selecionado pelo autor

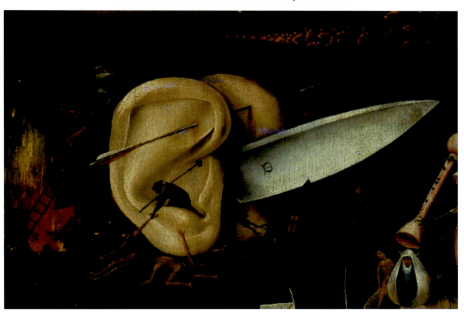

Fonte: https://pt.m.wikipedia.org/wiki/Ficheiro:The_Garden_of_Earthly_Delights_by_Bosch_High_Resolution_2.jpg

No ano de **1637**, **Zaratus Lusitanus**, um médico português, documentou o uso da cauterização auricular como método para aliviar a dor ciática. Posteriormente, em **1717**, **Valsalva** detalhou em sua obra *De Aura Humana Tractatus* a cauterização de uma região específica da orelha, empregada naquele contexto para o tratamento de dores dentárias. Essa informação é corroborada por Ruback em seu estudo de 2017.

Ruback menciona que, no ano de **1850**, **Lucino de Bastia**, um médico, juntamente com **Valette**, um cirurgião atuante na Charité de Paris, registraram os resultados positivos obtidos através da cauterização na aurícula para tratar a síndrome da dor ciática. Esse registro histórico destaca o uso dessa técnica como uma abordagem terapêutica para aliviar tal condição dolorosa.

Foi somente um século depois, em **1950**, que o médico **Paul Nogier**, conforme destacado por Ruback (2017), conseguiu

redescobrir a maioria desses documentos históricos anteriormente citados. A partir dessa redescoberta, Nogier foi capaz de estabelecer as bases da Acupuntura Auricular. Esse desenvolvimento inicial se deu através de observações detalhadas e de uma investigação minuciosa, permitindo a Nogier elaborar os princípios fundamentais dessa prática terapêutica.

Nogier observou que, em determinados pacientes, existiam cicatrizes na região superior da orelha, consequências de cauterizações terapêuticas realizadas para mitigar os sintomas da dor ciática. Esses pacientes, que haviam encontrado alívio para suas dores, tinham passado por tratamentos em diferentes locais: alguns no continente africano e outros com um curandeiro amador em Marselha, uma importante cidade francesa à beira do Mediterrâneo, após tentativas sem sucesso com tratamentos da medicina ocidental.

Em **1956**, durante uma conferência sobre Acupuntura realizada em Marselha, Nogier revelou ao mundo sua inovadora pesquisa, intitulada "**Auriculoterapia**" e, desde então, ele é reconhecido como o pioneiro inconteste da Acupuntura Auricular moderna, também conhecida como Auriculoterapia Francesa.

O trabalho de Nogier não se limitou à França, e sim atravessou continentes, alcançando a China. Lá, suas publicações não apenas despertaram um novo olhar sobre as práticas milenares chinesas de Acupuntura, mas também motivaram uma profunda e abrangente pesquisa.

Embora as investigações chinesas tenham, em grande parte, validado e até expandido os achados de Nogier, elas também apresentaram alguns pontos de divergência, mas, apesar dessas discrepâncias, Nogier é amplamente celebrado, inclusive na China, como o fundador da *Acupuntura Auricular* que conhecemos hoje.

A projeção internacional da Acupuntura Auricular Chinesa foi significativamente impulsionada pelo seu reconhecido sucesso, notadamente no que tange à eficácia analgésica da Acupuntura.

A expansão global dessa prática deve-se muito ao empenho dos médicos austríacos *Georg König* e *Ingrid Wancura*. O trabalho desses profissionais foi fundamental para consolidar a reputação e a efetividade da Acupuntura Auricular, estendendo seu reconhecimento muito além das fronteiras asiáticas. Graças a suas contribuições, a Acupuntura Auricular se firmou não apenas como uma técnica respeitada internacionalmente, mas também como uma abordagem inovadora e eficaz no tratamento da dor, validando assim a importância e a influência da prática em um contexto global.

Os pesquisadores chineses apresentaram uma versão um pouco distinta do sistema de Acupuntura Auricular, estabelecendo uma relação entre pontos específicos da orelha e os meridianos do corpo (Ken; Yongqian, 1981). Essa abordagem inovadora introduziu uma perspectiva diferenciada na prática da Acupuntura Auricular, ampliando o entendimento das conexões entre os pontos auriculares e o sistema de meridianos, que são fundamentais na Medicina Tradicional Chinesa.

Essa contribuição enriqueceu significativamente o campo da Acupuntura, oferecendo novas possibilidades de tratamento e uma compreensão mais aprofundada das complexas interações no corpo humano, conforme descrito por Ken e Yongqian (1981).

Porém, acordo com Pohl (2010), a noção de que a Auriculoterapia é uma parte integrante da Medicina Tradicional Chinesa (MTC) não é válida. Em suas palavras, *"a Auriculoterapia se distingue da Acupuntura por não exigir um entendimento aprofundado dos conceitos que são fundamentais para a Medicina Tradicional Chinesa"*.

Essa perspectiva de Pohl lança luz sobre uma visão divergente dentro do campo das práticas terapêuticas orientais: ele argumenta que, embora a Auriculoterapia e a Acupuntura possam compartilhar algumas semelhanças superficiais, elas operam sob premissas distintas e não necessariamente dependem dos mesmos princípios teóricos e conhecimentos que definem a MTC.

Essa diferenciação apontada por Pohl sugere uma complexidade e uma riqueza de abordagens dentro das práticas de saúde tradicionais e complementares, ressaltando a importância de entender as bases teóricas e práticas que distinguem uma técnica da outra.

Independentemente dos debates, é um fato incontestável que, *embora Nogier não tenha sido o pioneiro no uso de pontos auriculares para tratamentos de Acupuntura, ele se destacou ao ser o primeiro a organizar e aprimorar essa modalidade sob uma nova perspectiva.*

Sua contribuição não se limitou apenas à aplicação de técnicas preexistentes; Nogier elevou a prática a um novo patamar, introduzindo um sistema e uma abordagem refinados para o que viria a ser reconhecido como uma especialidade distinta. Essa inovação não apenas enriqueceu o campo da Acupuntura, mas também estabeleceu um marco na evolução das terapias complementares, marcando a transição de **práticas dispersas** para uma metodologia **sistematizada**.

Através do seu trabalho, Nogier não apenas expandiu o escopo da Acupuntura tradicional, mas também contribuiu significativamente para a validação e o reconhecimento da Auriculoterapia como uma área de especialidade autônoma e respeitada dentro do espectro mais amplo das práticas médicas alternativas.

Nogier observou que, frequentemente, pacientes com as mesmas condições de saúde exibiam pontos específicos na orelha com alta **sensibilidade**, **vermelhidão** e **descamação**, e a cauterização desses pontos geralmente resultava em melhorias significativas ou até na cura das doenças.

Com o tempo, os mapas desses pontos na orelha se tornaram mais refinados, contabilizando atualmente cerca de 150 pontos utilizados tanto para diagnóstico quanto para tratamento.

Assim, de forma concisa, a Acupuntura Auricular constitui uma vertente recente da Acupuntura, empregando pontos na aurícula que são sensíveis à pressão ou mensuráveis eletricamente, visando tanto ao diagnóstico quanto ao tratamento.

A Auriculoterapia de Nogier e a versão chinesa compartilham diversos pontos similares, apesar de apresentarem algumas divergências. No Brasil, é comum a prática de integrar conhecimentos de ambas as abordagens para promover o alívio dos pacientes, sendo essa fusão de técnicas frequentemente referida por alguns acupunturistas como a "Aurículo Brasileira".

Neste ponto, é relevante destacar que essa técnica tem o potencial de beneficiar cerca de centenas de diferentes tipos de condições de saúde, incluindo: doenças de natureza funcional, condições neuróticas e psicóticas, como dores de cabeça, neurastenia, insônia, depressão, ansiedade, além de sintomas neurológicos.

É possível abordar doenças de caráter estrutural, tais como **dores cervicais**, **lombalgias**, **dores nas pernas**, **ciatalgia**, **dismenorreia**, **dispepsia**, **úlceras gástricas** e **duodenais**, **gastrite**, colecistite, condições do **sistema urinário** como **prostatite** e **hiperplasia prostática benigna**; doenças **alérgicas**; **dependências químicas**, incluindo alcoolismo, uso de drogas e tabagismo; além de tratamentos voltados para **estética** e **antienvelhecimento**. Essa abrangência foi documentada por Gomes em 2016, evidenciando a versatilidade e a eficácia da técnica em tratar uma vasta gama de condições.

A Auriculoterapia constituiu-se num método de diagnóstico e terapia executado por meio da análise do pavilhão auricular. Graças a esse formato de aparente *simplicidade*; à *facilidade de aplicação* e ao seu *custo acessível*, destacando-se pelos resultados notáveis que oferece, se apresenta como uma opção viável para o *diagnóstico*, *tratamento* e *prevenção* de uma ampla gama de enfermidades, adaptando-se perfeitamente às necessidades da população em geral, tornando-se acessível e sob medida àquelas de *baixa renda*.

De acordo com Gomes (2016), a Auriculoterapia desenvolveu uma teoria própria, caracterizando-se por possuir métodos autônomos para o diagnóstico e a cura de doenças. Essencialmente, essa prática não exige necessariamente o uso de agulhas, o que contribui para sua maior aceitabilidade. Ademais, ela integra conceitos da Medicina Tradicional Chinesa com os da Medicina Contemporânea, proporcionando ao terapeuta a capacidade de identificar **processos patológicos ainda não perceptíveis clinicamente**.

Conforme apontado por Still (2006), a eficácia da Auriculoterapia em homens tem sido notavelmente observada e suas principais vantagens residem no fato de ser um método de *alívio da dor* relativamente *não invasivo* e que não causa dependência, sendo aplicado longe da área afetada pela dor.

As indicações clínicas mais comuns para o uso da Auriculoterapia em humanos abrangem o tratamento de *dor pós-cirúrgica*, *patologias do sistema digestivo e urogenital, reações alérgicas e desequilíbrios hormonais*.

Segundo Still (2005), o propósito fundamental da Acupuntura Auricular é a cura da doença.

Na Aurículo Veterinária, a exemplo do que ocorre na humana, o pavilhão auricular é considerado um microssistema, similar a outros microssistemas, que permite tanto o diagnóstico quanto o tratamento do animal.

"No Tratamento e Diagnóstico através do Pavilhão Auricular não só são utilizados os pontos da face anterior da orelha como vários novos pontos descobertos no dorso da orelha" (Gomes, 2016, p.14).

Baseando-se nos Meridianos da Medicina Tradicional Chinesa, a teoria propõe que determinados pontos na orelha se encontram interligados ao Zang Fu, formando um complexo sistema energético. Esse sistema pode ser ativado para promover a recuperação da saúde.

CAPÍTULO 4

HISTÓRIA DA ACUPUNTURA AURICULAR VETERINÁRIA

A Acupuntura Veterinária hoje, mesmo constituindo uma especialização dentro das faculdades de Medicina Veterinária, é ainda muito pouco estudada pelos profissionais da área; portanto, muito pouco utilizada na prática no país, não podendo ser comparada em importância à Medicina Veterinária Tradicional, por exemplo.

A Auriculoterapia Veterinária, sendo uma disciplina emergente com limitada divulgação, cujo acesso ao conhecimento teórico e prático é desafiador, permanece relativamente desconhecida e pouco aplicada até o momento.

Segundo Draehmpahel e Zohmann (1997), a Auriculoterapia em animais é recomendada para o *manejo de condições agudas reversíveis*, para *proporcionar analgesia* e como suporte no *tratamento de doenças crônicas*.

A literatura ocidental reconhece o médico francês Nogier como o pioneiro da Auriculoterapia na década de 1950. De acordo com Pohl (2010), é a ele que se credita a forma de Acupuntura Auricular que se pratica atualmente na Europa, tanto em seres humanos quanto em animais, pois ele estabeleceu os conceitos básicos e fundamentais de Auriculoterapia e Auriculodiagnóstico. Desde as publicações feitas por Nogier para humanos, a Acupuntura Auricular Veterinária tem avançado de maneira lenta e progressiva, edificando-se sobre os achados relatados em humanos; porém, seus usos em animais domésticos (cavalos e porcos) já eram mencionados, de acordo com Still (2005), em textos clássicos chineses.

De acordo com Pohl (2010), a literatura chinesa clássica já mencionava pontos auriculares e é dessa ancestralidade que derivam as práticas contemporâneas da Auriculoterapia. Essa tradição se desenvolveu consideravelmente ao longo dos anos, resultando na existência de quatro principais escolas de Auriculoterapia nos dias de hoje: a escola Francesa de Nogier, a Chinesa desenvolvida logo depois, a Vienense e a Russa.

A Escola Vienense de Auriculoterapia teve origem em Lyon, França, desenvolvida pelo Dr. Paul Nogier e posteriormente aprimorada nos anos 1970 em Viena, Áustria, pelo Dr. Frank Bahr. Essa abordagem diferencia-se pela identificação de pontos reflexos auriculares através do teste de resistência cutânea ou princípio de tensão. Inclui elementos da Acupuntura chinesa clássica e neurologia moderna. É amplamente usada na Europa e em outras regiões, destacando-se pela precisão na localização de pontos reflexos auriculares e pelo método não invasivo de estimulação por sementes ou pequenas bolas magnéticas. O Dr. Frank R. Bahr, nascido em Neisse, Alemanha, é reconhecido internacionalmente pelas pesquisas conjuntas com o Dr. Paul Nogier e por sua contribuição à nomenclatura da Auriculoterapia. Foi professor visitante em universidades chinesas e atualmente é professor sênior na Universidade Nacional de Medicina Chinesa Tradicional (NUTCM), presidente honorário das Sociedades Austríaca e Suíça de Acupuntura Controlada e Medicina Auricular. Os principais feitos incluem pesquisas sobre localização auditiva, correspondências dentárias com pontos corporais e auriculares, meridianos chineses na orelha, fraquezas da camada média e vasos extraordinários do ouvido, entre outros temas relevantes. Infelizmente, em relação à Russa, não encontrei absolutamente nada que pudesse ser validado.

Conforme relatado por Gastal (2010), foi na década de **1950** que o Dr. Nogier fez a descoberta da Acupuntura Auricular. Essa técnica, que se mostrou eficaz tanto para diagnóstico quanto para tratamento de pacientes, foi divulgada publicamente por ele em **1956**, durante um congresso de Acupuntura realizado em Marselha, na França, *recebendo o nome de Auriculoterapia*. No ano seguinte um artigo de sua autoria foi traduzido para o alemão e veiculado em uma revista especializada em Acupuntura.

Segundo Pohl (2010, p. 6), "a *Auriculoterapia em animais* começou a ser divulgada na República Federal da *Alemanha*, no final da década de **1970**, a partir das descobertas da escola de Nogier".

Veterinários da atualidade, incluindo o renomado alemão *Dr. Uwe Petermann*, têm dedicado esforços significativos ao estudo das conexões anatômicas entre a orelha e o restante do corpo. *Eles enfatizam como a estimulação de pontos específicos na orelha pode ter impactos diretos em diversos sistemas corporais de cães e gatos, realçando a importância dessa prática no campo da Medicina Veterinária.*

Por um longo período, o **Dr. Petermann** empenhou-se em identificar e mapear os Meridianos Auriculares em cães e cavalos, estabelecendo correlações entre pontos específicos na aurícula e seus equivalentes nos Meridianos Principais que atravessam o corpo dos animais.

Esse trabalho meticuloso demonstrou a eficácia desses pontos auriculares no manejo de uma ampla gama de condições, abrangendo desde questões ortopédicas até distúrbios relacionados ao Zang Fu, ilustrando sua relevância e aplicabilidade no tratamento de diversas desordens.

Em **1974** foi fundada a Sociedade Internacional de Acupuntura Veterinária (Ivas) e a partir daí a Acupuntura Veterinária não parou mais de evoluir (Gastal, 2010).

Na década de **1980** surgiu a primeira publicação de ortopedia, um mapa da orelha do cavalo com os primeiros pontos de tratamento e, no ano de **2001**, apareceu o primeiro **Manual de Acupuntura Auricular na Medicina Veterinária**.

Diversos autores relataram a localização de Pontos Auriculares em cães, porém suas informações carecem de detalhamento quanto aos materiais utilizados (quantidade de animais examinados, instrumentos de detecção) e aos métodos empregados (diagnóstico de enfermidades nos animais, intensidade da pressão nos pontos, avaliação das propriedades elétricas da pele). *Observa-se uma significativa discrepância na identificação dos pontos entre diferentes autores.*

Na área da Auriculoterapia Veterinária, destacam-se dois pesquisadores veterinários que se empenharam no mapeamento da aurícula canina, de forma análoga ao que o médico francês Dr. Nogier realizou para a Auriculoterapia Humana. São eles: o *checo* **Jam Still** e o *alemão* **Uwe Petermann**, previamente mencionados. Suas principais contribuições serão discutidas em detalhes.

CAPÍTULO 5

MICROSSISTEMA AURICULAR

O termo "microssistema", embora possa inicialmente evocar associação com o campo da informática, na realidade refere-se a um conceito fundamentalmente distinto, particularmente no contexto da Acupuntura.

Microssistemas em Acupuntura são definidos como regiões específicas e delimitadas no corpo humano que exibem relações reflexas com o organismo como um todo. Essas áreas permitem aos especialistas não apenas diagnosticar o estado de saúde de um indivíduo de maneira mais precisa, mas também ampliar o espectro de intervenções terapêuticas por meio da estimulação direcionada. Curiosamente, os pontos de desequilíbrio identificados podem, muitas vezes, localizar-se em áreas do corpo distantes da região tratada.

Dentro do vasto e complexo sistema que é o corpo humano, é possível aplicar o princípio da subdivisão para fins diagnósticos e terapêuticos. Assim, o corpo é concebido como um conjunto de microssistemas interconectados que, por sua vez, podem ser fracionados em outros ainda menores.

Essa abordagem é análoga ao conceito matemático de fractalização. Fractais são estruturas geométricas cujas propriedades e características se mantêm consistentes em diferentes escalas.

De maneira similar, cada microssistema reflete as propriedades e funções do corpo em sua totalidade, ilustrando a interconexão e a complexidade inerente aos processos biológicos humanos e, em nosso caso, animais.

Figura 22 – *O interior da concha de um Nautilus*

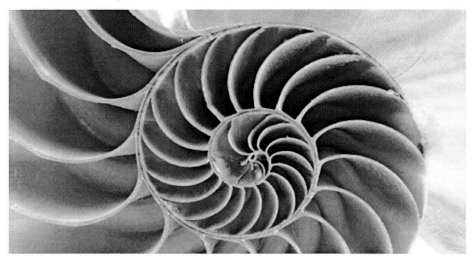

Fonte: imagem adquira no site depositphotos.com

O estudo da fractalização abrange áreas como **matemática, física** e **biologia**, visando entender como padrões complexos se formam e se auto-organizam em sistemas dinâmicos. Esses padrões, conhecidos como **fractais**, são notáveis não apenas em teorias e simulações, mas também se manifestam de forma impressionante na natureza.

Eles são encontrados em todos os reinos: **mineral, vegetal** e **animal**, ilustrando a universalidade e a importância dos fractais. Essa presença ubíqua sugere que os fractais desempenham um papel fundamental na organização e no crescimento dos sistemas naturais, oferecendo *insights* que transcendem a estética e têm aplicações práticas em diversas áreas, desde o design sustentável até a medicina.

Poderíamos argumentar que o conceito oposto também se aplica à formação do ser humano, que começa com uma única célula embrionária. Essa célula se divide repetidamente por meio de mitose, culminando na criação de um organismo multicelular completo. No entanto, em uma escala maior, o ser humano também pode ser visto como um microssistema quando comparado a entidades mais vastas, como o planeta Terra, por exemplo.

Entender por que os microssistemas se transformaram em instrumentos complementares no cuidado com a saúde é simples.

Olhando para a China antiga, percebe-se que havia uma resistência à exposição do corpo, especialmente o feminino. Isso levou os médicos a procurarem formas de adquirir as informações essenciais para diagnóstico e tratamento por meio de partes do corpo que não necessitassem de exposição direta.

Os microssistemas estão distribuídos por todo o corpo humano e funcionam como reproduções holográficas da nossa anatomia. Um dos exemplos mais famosos e amplamente reconhecidos é a representação de um feto invertido, que se encontra no Microssistema Auricular humano, que não difere muito do canino e do felino.

Figura 23 – *Utilidade dos Microssistemas*

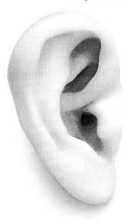

**Finalidade
da Auriculoterapia**

**Diagnóstico
Alívio da Dor
Tratamento Sistêmico
Tratamento de Vícios
Suporte Geral ao Tratamento**

Fonte: imagem do autor

Embora, teoricamente, as potencialidades dos microssistemas sejam infinitas, na prática clínica da Acupuntura, alguns deles são particularmente valorizados e amplamente utilizados, incluindo, principalmente, os microssistemas localizados no **Abdômen**, **Crânio**, **Face**, **Língua**, **Mão**, **Olho**, **Orelha** e **Pé**.

Entre os métodos empregados para **estimular** os acupontos na prática da Acupuntura, que atuam através desses microssistemas, destacam-se várias técnicas, que incluem o uso de **Agulhas Sistêmicas**, **Agulhas Intradérmicas** ou **Semipermanentes**, a realização de **Sangrias**, a aplicação de **Sementes** ou **Esferas** (feitas de cristal, prata ou ouro), a aplicação de **Calor** (por meio da moxabustão), técnicas de **Massagens**, e mais recentemente o emprego do **Laser**, da **Eletroestimulação**, da **Magnetoterapia** e até o uso do **Stripper**. Apesar de algumas não serem originalmente integrantes da Medicina Tradicional Chinesa (MTC), tem-se visto seu uso crescer como excelentes alternativas recentes e inovadoras para o estímulo desses pontos.

Na prática, a **Acupuntura Auricular** é amplamente reconhecida como um dos microssistemas mais empregados para fins terapêuticos, ao passo que o **Microssistema Lingual** é frequentemente utilizado para fins diagnósticos.

Figura 24 – *Exemplo do Microssistema da Língua sendo utilizado para o diagnóstico no homem. Devido à dificuldade em examinar a língua no cão, não utilizo essa forma de diagnóstico em animais*

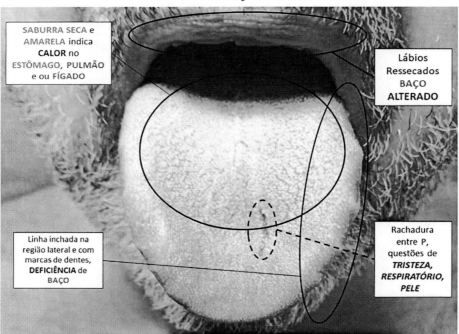

Fonte: imagem do autor

É importante reconhecer que, embora a atuação direta nos Meridianos de Acupuntura traga mais eficácia para a Acupuntura Sistêmica, isso não diminui a importância dos microssistemas. De fato, os microssistemas podem e devem ser integrados à Acupuntura Sistêmica de diversas formas, seja **simultaneamente**, **em sequência**, **alternadamente** ou como uma opção **alternativa**.

Um aspecto fundamental dos microssistemas, que viabiliza sua aplicação tanto no diagnóstico quanto no tratamento de pacientes, é a presença do que denominamos Padrões Bidirecionais. Esses padrões são constituídos por reflexos que operam em duas vias: do **Orgânico ao Cutâneo** e do **Cutâneo ao Orgânico**.

Esse mecanismo bidirecional permite uma interação dinâmica entre a superfície do corpo e os órgãos internos, facilitando uma abordagem terapêutica integrada.

A presença de sensibilidade local, conhecida como *Ponto Ativo* na aurícula, é sinalizada pelo reflexo **Orgânico-Cutâneo**, atuando como um marcador **diagnóstico**.

Quando um estímulo é aplicado diretamente nesse *Ponto Ativo específico*, ele desencadeia o reflexo **Cutâneo-Orgânico**, que serve como o mecanismo desencadeador do efeito **terapêutico**.

Esse processo sublinha a importância da interação bidirecional entre a superfície da pele e os órgãos internos, fundamentando a capacidade de **Diagnóstico** e **Tratamento** por meio de pontos específicos na aurícula.

A explicação inicial sobre o funcionamento dos pontos auriculares veio através do entendimento dos Reflexos Viscerocutâneos, introduzindo assim uma perspectiva neurológica na prática da Acupuntura. Essa perspectiva é fundamentada na interação recíproca entre os órgãos internos e suas respectivas áreas de projeção somática na aurícula e vice-versa.

Essa correlação significa que qualquer desequilíbrio em um *órgão interno* pode ser refletido na aurícula por meio de alterações específicas no pavilhão auricular, como *vasodilatação*, *diminuição da resistência elétrica da pele* e uma *maior sensibilidade* ao toque.

De forma complementar, a estimulação de um ponto específico na aurícula pode promover benefícios terapêuticos ao órgão interno correspondente, por isso essa interação funciona como um canal bidirecional, onde a informação pode fluir tanto do **interno** para o **externo** permitindo o diagnóstico, quanto do **externo** para o **interno** possibilitando o tratamento.

CAPÍTULO 6

ANATOMIA AURICULAR

Anatomicamente, a estrutura da orelha do cão e do gato é dividida em três segmentos principais: o **Ouvido Externo**, que inclui o Pavilhão Auricular e o Canal Auditivo Externo; o **Ouvido Médio**, composto pelo Tímpano, os Ossículos Auditivos e a Trompa de Eustáquio; e o **Ouvido Interno**, formado pela Cóclea, o Vestíbulo e os Canais Semicirculares.

Cada uma dessas estruturas assume um papel fundamental tanto para a audição quanto para a manutenção do equilíbrio e da orientação espacial, porém para o nosso propósito específico, a Acupuntura Auricular, somente a estrutura externa da orelha é de nosso interesse.

A orelha do cão é constituída por estruturas que se originam dos primeiros arcos embrionários, o que lhe confere uma conexão profunda com diversos sistemas orgânicos. A filogênese mostra a importância da orelha na regulagem da circulação e do coração, indicando que, desde os primeiros vertebrados, a região auricular tem desempenhado um papel vital na saúde geral do organismo.

É possível dividir a aurícula do cão em diversas áreas, cada uma correlacionada a diferentes partes do corpo, semelhante ao que ocorre na aurícula humana. Essas áreas são conhecidas como somatotópicas e abrangem desde estruturas ósseas, como os membros, a coluna vertebral e a bacia, até os órgãos internos, denominados Zang Fu pela Medicina Tradicional Chinesa.

A identificação dessas áreas na aurícula permite, através da sua transposição para mapas auriculares específicos, não apenas **diagnosticar**, mas, principalmente, **tratar** diversos desequilíbrios orgânicos em nossos pacientes.

Certas áreas da orelha, como o antitrago lateral e o saco cutâneo marginal, estão relacionadas a partes do sistema nervoso central, incluindo o cérebro e a medula espinhal (Figura. 26). Essas regiões da orelha são mapeadas em somatotopias, que são representações gráficas da localização e distribuição dos diferentes órgãos e sistemas do corpo humano. Em outras palavras, a somatotopia é como um "mapa" do organismo projetado na superfície da orelha, onde cada área corresponde a uma parte específica do corpo. Graças a esse mapeamento é que podemos atuar em pontos específicos da orelha, estimulando e influenciando as regiões e funções corporais correspondentes, segundo os princípios da Auriculoterapia.

Esses mapas são essenciais para a prática da Acupuntura Auricular, pois permitem ao acupunturista identificar os pontos específicos que devem ser estimulados para tratar diferentes condições.

A orelha é explorada tanto visualmente quanto por meio do toque, buscando-se pontos que podem indicar desequilíbrios ou doenças. Pontos sensíveis, alterações na textura ou na temperatura da pele podem indicar áreas problemáticas que correspondem a órgãos ou sistemas específicos no corpo do animal.

A estimulação de pontos específicos através de agulhas, pressão ou calor (moxabustão) pode ajudar a aliviar a dor, reduzir inflamações, promover a cura e restaurar o equilíbrio energético do animal. Essas intervenções, quando realizadas por um profissional qualificado, são seguras e podem oferecer uma alternativa ou um complemento valioso aos tratamentos convencionais.

Portanto, a anatomia auricular do cão é fundamental para a prática eficiente da Acupuntura Auricular Veterinária. O conhecimento detalhado dessa anatomia permite não apenas o diagnóstico preciso de diversas condições, mas também a aplicação de tratamentos específicos que podem melhorar significativamente a qualidade de vida dos animais.

Figura 25 – Certas áreas da orelha, como o antitrago lateral e o saco cutâneo marginal, estão relacionadas a partes do sistema nervoso central, incluindo o cérebro e a medula espinhal

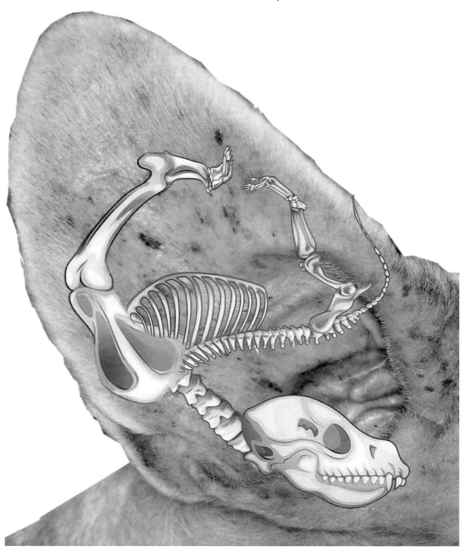

Fonte: imagem do autor, baseada no trabalho do Dr. Petermann

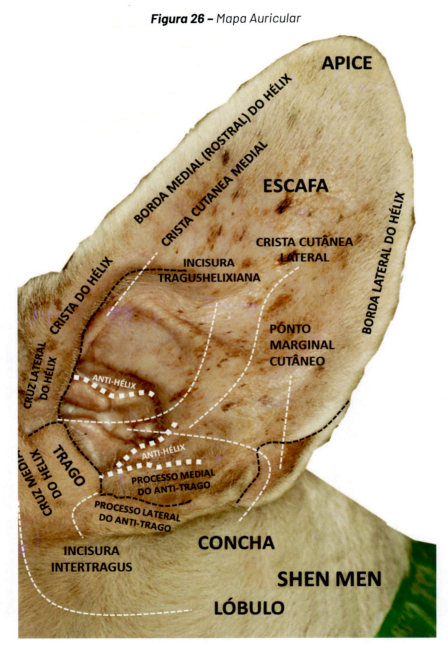

Figura 26 – Mapa Auricular

Fonte: imagem do autor

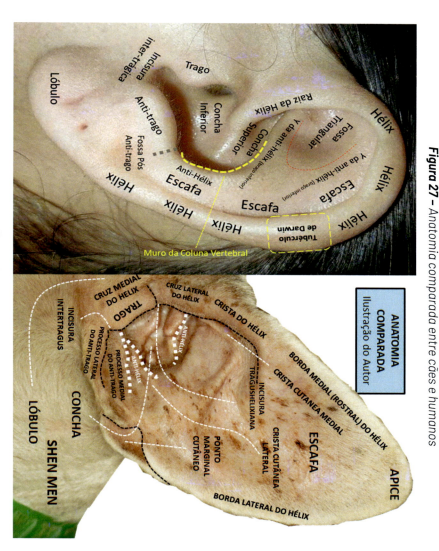

Figura 27 – Anatomia comparada entre cães e humanos

Fonte: imagem do autor

75

CAPÍTULO 7

COMO FUNCIONA A ACUPUNTURA AURICULAR?

Vamos explorar, de forma clara e objetiva, os princípios básicos por trás da Acupuntura Auricular e como ela funciona.

A Acupuntura Auricular se baseia na ideia de que os Órgãos Internos (Zang Fu) estão conectados a pontos específicos na orelha. Quando um desses órgãos apresenta um desequilíbrio energético ou uma condição patológica, um Ponto Sensível correspondente surge na Aurícula. Essa relação entre a orelha e o restante do corpo permite que a estimulação desses pontos auxilie no restabelecimento do equilíbrio orgânico.

Ao localizar um ponto sensível na orelha, utilizamos um Mapa Auricular para determinar sua posição precisa e correlacioná-la com o Órgão Interno correspondente. Esse processo de mapeamento nos permite diagnosticar qual órgão está em desequilíbrio, identificando assim a fonte do problema.

Figura 28 – *O princípio básico dos reflexos bidirecionais entre a aurícula e o Zang Fu*

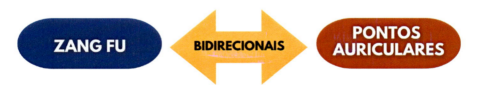

Fonte: ilustração do autor

Durante a anamnese, os Pontos Sensíveis (ativos) identificados na orelha sinalizam um desequilíbrio no organismo. O tratamento desses pontos, realizado por diversas técnicas de estimulação, como massagem, agulhamento, laser, sementes, cristais, eletroacupuntura, moxabustão ou cauterização, exerce um efeito terapêutico sobre as condições que originaram esses desequilíbrios. A eficácia desse processo se deve aos **REFLEXOS BIDIRECIONAIS**, que estabelecem a conexão entre a aurícula e as demais partes do corpo. Essa troca de informações em ambos os sentidos reforça a ideia de que os órgãos e as aurículas estão intimamente conectados.

Segundo Gastal (2010), alguns especialistas consideram a Acupuntura como uma terapia reflexiva, em que a estimulação de uma região específica influencia outra área do corpo. Esse processo envolve a ativação de receptores nociceptivos, que incluem terminações nervosas especializadas em detectar estímulos dolorosos, conhecidas como fibras (A) Delta e (C). Esses receptores têm a função de transformar estímulos mecânicos, térmicos ou químicos em impulsos nervosos, desempenhando um papel fundamental na terapia de Acupuntura.

Petermann (2007, p. 19) descreve que o *princípio básico* da Acupuntura é *"provocar reações vegetativas no corpo por meio da estimulação dos nervos. O objetivo é sempre curar desequilíbrios vegetativos que significam desequilíbrios do tônus do Simpático com o tônus do Parassimpático em um órgão ou em uma área especial do corpo como uma articulação ou uma vértebra. Isso significa nada mais do que equilíbrio de Yin e Yang nesta área do corpo. O ponto onde se pode alcançar o nervo para essas estimulações é chamado de Acuponto"*.

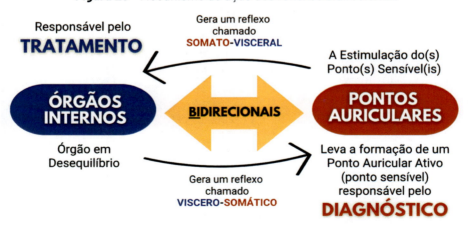

Figura 29 – *Mecanismo de ação dos reflexos bidirecionais*

Fonte: ilustração do autor

Além disso, há quem defenda que esse princípio da terapia reflexiva pode ser aplicado de forma mais ampla, visando elucidar o mecanismo de ação da Acupuntura Sistêmica como um todo.

De forma concisa, o reflexo **VISCEROSSOMÁTICO** é o mecanismo que leva ao surgimento de Pontos Ativos nas aurículas, facilitando, assim, o **diagnóstico** por meio da sua sensibilidade (dor ao serem palpados).

O reflexo **SOMATOVISCERAL** possibilita que, ao estimular os mesmos Pontos Ativos utilizados para o *diagnóstico*, seja possível realizar o **tratamento** do desequilíbrio identificado.

Figura 30 – *Mecanismo de ação dos reflexos bidirecionais*

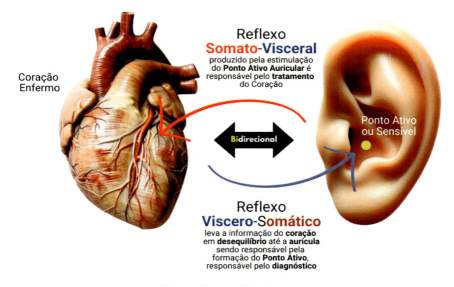

Fonte: ilustração do autor

Vamos abordar essa questão sob uma perspectiva diferente. Suponha que o coração esteja enfrentando um desequilíbrio energético. Essa condição gera uma informação que é transmitida do órgão até a(s) orelha(s), manifestando-se como um Ponto Ativo, sensível ao toque. Ao localizar precisamente esse ponto no Mapa Auricular, torna-se possível não somente identificar o coração como o órgão afetado, proporcionando um diagnóstico não invasivo, mas também, através da estimulação desse ponto específico, promover o tratamento do desequilíbrio energético que o acomete.

Vamos explorar um exemplo mais detalhado sobre a formação dos Pontos Ativos. Imagine que uma pessoa sofra uma queda e sinta dor na região do joelho. Esse evento traumático marca o início do processo de desenvolvimento do Ponto Ativo Auricular correspondente.

A lesão no joelho desencadeia uma série de reações no organismo, incluindo a transmissão de sinais de dor através das vias nervosas até o sistema nervoso central, que por sua vez projeta essas informações nociceptivas para a região auricular específica associada ao joelho, passível de confirmação através do Mapa Auricular. Consequentemente, um Ponto Ativo se forma na orelha, espelhando a dor no joelho lesionado, sendo sensível ao toque e detectável por um acupunturista habilidoso durante a avaliação auricular.

Assim, a etapa inicial compreende o acontecimento que desencadeia o processo (no caso, a queda e a consequente lesão no joelho), levando ao desenvolvimento do Ponto Ativo Auricular.

O passo seguinte envolve a condução desse estímulo mecânico oriundo do joelho (dor) pelas vias **sensoriais aferentes** até alcançar a Medula Espinhal.

A partir da Medula Espinhal, é emitido um novo estímulo, denominado **eferente**, que regressa ao local inicial do trauma, isto é, o joelho, resultando em uma inflamação localizada. Esse processo constitui o terceiro passo.

Figura 31 – Representação da formação do Ponto Ativo Auricular

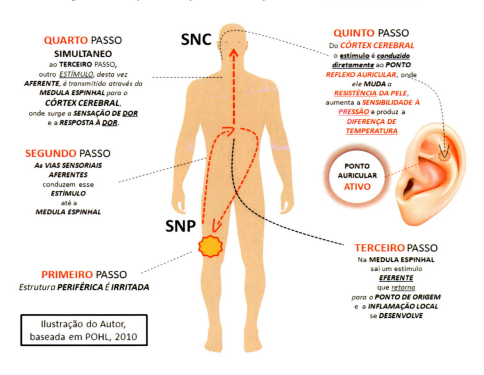

Fonte: ilustração do autor

O quarto passo, que se desenrola em paralelo ao terceiro, envolve a transmissão de um estímulo adicional por meio da Medula Espinhal, direcionando-se ao córtex cerebral. É nesse local que emerge a percepção e a reação à dor originada no joelho.

E, por último, no quinto e último passo, o impulso avança do Córtex Cerebral em direção à aurícula, local no qual se desenvolve o *Ponto Auricular Ativo*.

Esse desenvolvimento é evidenciado por uma *alteração na resistência elétrica* da pele na região, um *incremento na sensibilidade à pressão*, e uma leve *variação na temperatura da área*.

Alimi, Geissman e Gardeur, conforme citados por Petermann em 2007, comprovaram por meio de Ressonância Magnética que a estimulação do Ponto do Polegar na aurícula ativa a mesma região no *Córtex Cerebral* que é sensibilizada quando o polegar experimenta um estímulo doloroso. Assim, essa descoberta corrobora todas as afirmações feitas anteriormente.

Figura 32 – Ressonância magnética: irritação do ponto corporal (esquerda) e do ponto somatotrópico auricular (direita)

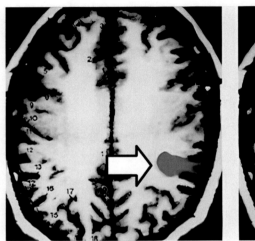 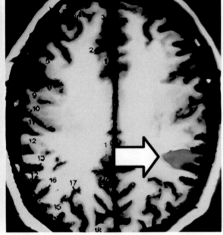

Fonte: Alimi; Geissman; Gardeur apud Petermann (2007, p. 165)

LOCALIZAÇÃO DE PONTOS AURICULARES ATIVOS

Os Pontos Auriculares Ativos, caracterizados pela sua sensibilidade ao toque, podem ser identificados por diversos métodos, sendo um deles o uso do **Bastão Auricular**.

Gastal (2010) observa que a pressão aplicada para identificar pontos auriculares com fins diagnósticos "não deve ultrapassar **100 a 150 g/mm^{2}**". Ele também esclarece que, para provocar uma reação em uma área periférica ao Ponto Ativo, são necessárias pressões "**três vezes mais intensas**". Isso implica que os Pontos Ativos na aurícula são sensíveis a uma pressão mais leve para induzir uma reação dolorosa no paciente, tornando assim sua localização relativamente simples na prática.

De acordo com Gastal (2010), a identificação de pontos sensíveis à pressão requer que a extremidade do instrumento de detecção seja arredondada, não cause trauma e possua cerca de **1 mm** de diâmetro. O objetivo dessa especificação é prevenir que a dor provocada pelo instrumento interfira nos resultados do procedimento, camuflando a verdadeira reação do ponto sensível à pressão.

Figura 33 – *A área adjacente ao Ponto Ativo tem uma sensibilidade à pressão três vezes menor*

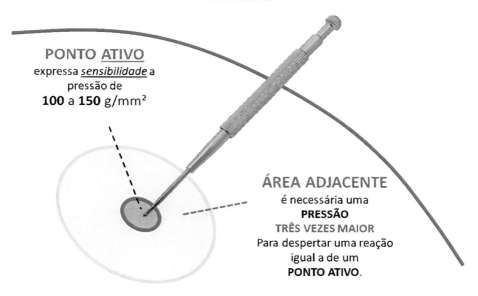

Fonte: ilustração do autor

Conforme descrito por Gastal em 2010, no caso dos cães, assim como ocorre com os seres humanos, é necessário examinar as superfícies côncavas das duas orelhas, inicialmente através de inspeção visual seguida de palpação. Caso se observe a presença de indicativos de inflamação ou trauma, deve-se evitar a realização de procedimentos de auriculodiagnóstico.

Gastal (2010) menciona uma alternativa para identificar Pontos Ativos nas orelhas, que consiste no uso de um Detector Eletrônico. Esse instrumento é caracterizado por um bastão que possui uma mola em sua ponta e está ligado a um Dispositivo Eletrônico de

Monitoramento. É essencial que todos os pontos identificados sejam devidamente assinalados no Mapa Auricular. Adicionalmente, no contexto brasileiro, esses detectores eletrônicos podem ser adquiridos em estabelecimentos especializados.

Figura 34 – *Ponto Ativo encontrado é marcado no Mapa Auricular ou, se preferir, no próprio local, com a ajuda de um pincel atômico*

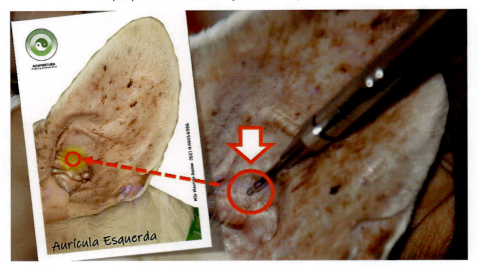

Fonte: foto e ilustração do autor

Na Figura. 34 os Pontos Ativos identificados ao examinar o Pavilhão Auricular necessitam ser transpostos para o Mapa Auricular Canino com o objetivo de diagnóstico.

Figura 35 – Neste livro você encontra esses dois mapas para facilitar a identificação dos Pontos Ativos para o diagnóstico

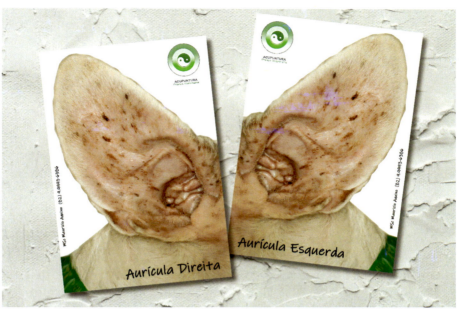

Fonte: foto e ilustração do autor

Gastal (2010) menciona que "*a sensibilidade à pressão é possivelmente o sinal mais seguro de uma doença*" e complementa afirmando que os Pontos Ativos podem se manter mesmo após a resolução do problema clínico. Adicionalmente, destaca que, em situações de doenças que afetam apenas um lado, é mais comum detectar o Ponto Ativo na aurícula do lado correspondente.

Figura 36 – *Gradiente de sensibilidade para diagnóstico*

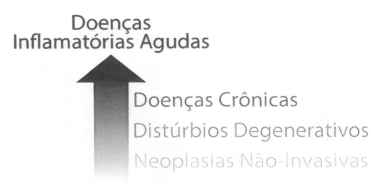

Fonte: ilustração do autor

A eficácia do uso do auriculodiagnóstico é mais acentuada em casos de **doenças inflamatórias agudas**, sendo seguida pela eficiência em **doenças crônicas**. **Distúrbios degenerativos** apresentam uma resposta subsequente, enquanto que, por fim, as **neoplasias não invasivas** são as que mostram menor sucesso no diagnóstico mediante essa técnica.

Segundo Gastal (2010), em cães com doença de disco toracolombar de graus III ou IV, é possível identificar claramente as áreas auriculares sensíveis à pressão, localizadas nas regiões somatotópicas correspondentes aos membros posteriores desses animais nas aurículas.

Para Gastal (2010), a aplicação de Acupuntura Auricular é especialmente benéfica em animais de pequeno porte. Isso se deve ao fato de que animais de grande porte tendem a ter reações mais intensas e, por vezes, agressivas à inserção das agulhas utilizadas no tratamento.

Ainda, Gastal (2010) enfatiza que a interpretação dos resultados obtidos através do Auriculodiagnóstico não deve ser feita de maneira isolada, mas sim em conjunto com outros achados clínicos e instrumentos diagnósticos complementares.

Isso se deve ao fato de que a identificação de um Ponto Ativo na Auriculoterapia não garante precisão absoluta na determinação da localização de um distúrbio patológico. Por exemplo, um Ponto

Auricular Espinal Toracolombar pode ser detectado como ativo em cães que estão sofrendo de gastrite, mesmo na ausência de qualquer problema na região espinal. Portanto, é importante reconhecer que existem limitações e possíveis falhas na interpretação desses Pontos Ativos, sublinhando a necessidade de uma abordagem diagnóstica holística e integrada.

A duração da *inspeção do pavilhão auricular deve ser breve*, pois há o risco de o animal ficar inquieto, o que poderia afetar a qualidade do exame. É crucial informar ao proprietário sobre a importância de não interagir com o animal durante esse processo, visto que tal interação pode influenciar negativamente o desfecho do exame.

Segundo Still e Konrad (1984) o Diagnóstico Auricular possibilita identificar, com elevado grau de confiabilidade, a presença de disfunções orgânicas, especialmente em casos de **patologias internas**, **dermatológicas** e **ortopédicas**. Contudo, é importante ressaltar que a localização de um ponto específico na orelha não oferece detalhes sobre o tipo de reação patológica envolvida ou sobre a história da origem da doença.

Ourea, em 1977, estudou a inervação e o suprimento sanguíneo da aurícula em cães, comparando-os com os humanos. Baseando-se na similaridade de algumas estruturas anatômicas, ele adaptou pontos auriculares humanos para a aurícula canina. No entanto, Still e Konrad (1984) afirmam que a metodologia mais adequada para identificar Pontos Ativos em cães fundamenta-se em pesquisas experimentais ou clínicas.

Por fim, Still & Konrad (1984) constataram que "em cães clinicamente saudáveis [...] não foram encontrados pontos dolorosos na face interna da aurícula".

Figura 37 – Mapa para marcação de Pontos Ativos

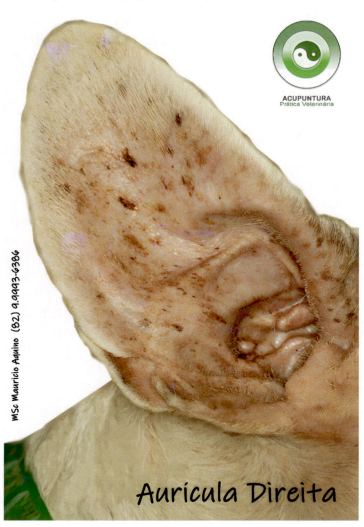

Fonte: foto do autor

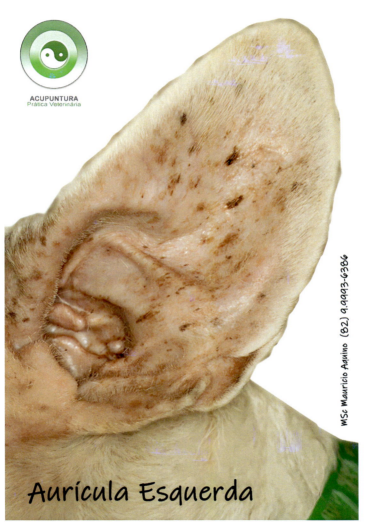

Figura 38 – Mapa para marcação de Pontos Ativos

Fonte: foto do autor

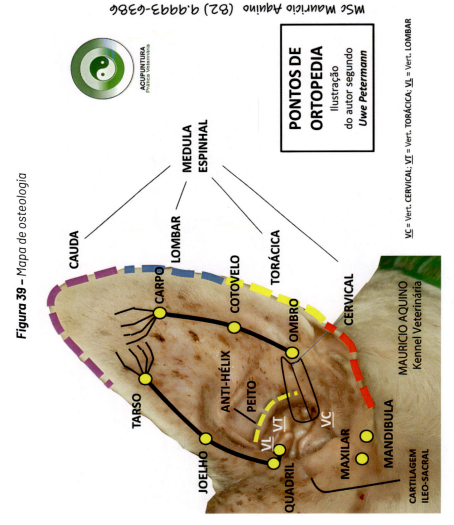

Figura 39 – Mapa de osteologia

Fonte: foto do autor

Figura 40 – *Mapas de localização de órgãos e vísceras (esquerdo e direito)*

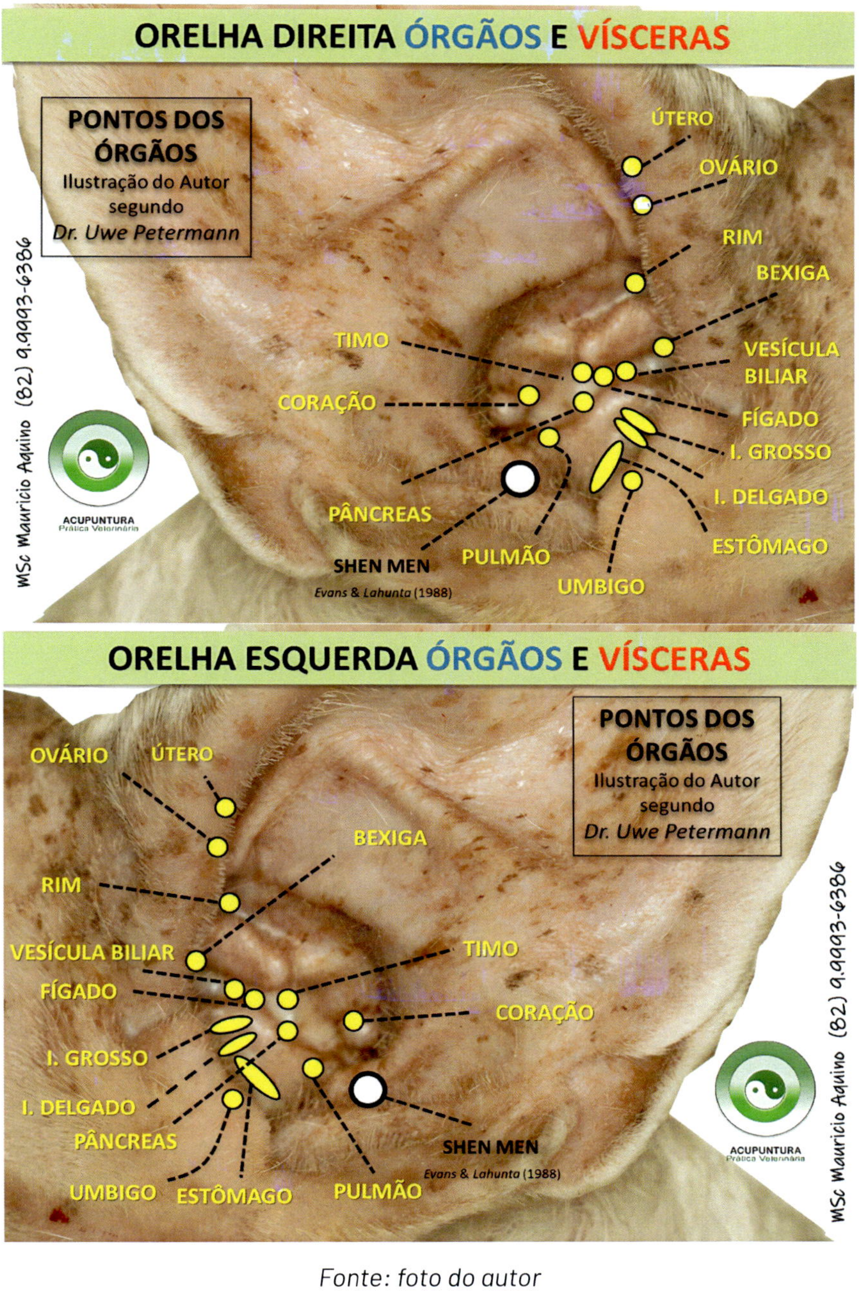

Fonte: foto do autor

CAPÍTULO 8

INDICAÇÕES E CONTRAINDICAÇÕES DA ACUPUNTURA AURICULAR EM CÃES E GATOS

A *Acupuntura Auricular* é usada, como já vimos, tanto para fins de **Diagnóstico** como para **Tratamento** preferencial de: *Doenças Funcionais, Reversíveis* e para ***alívio*** de *Doenças Graves*.

As indicações mais comuns para cães são as doenças:

- *Cardiocirculatórias;*
- *Comportamentais;*
- *Dermatológicas;*
- *Agudas;*
- *Emocionais;*
- *Musculoesqueléticas;*
- *Oncológicas;*
- *Ortopédicas crônicas degenerativas;*
- *Respiratórias.*

COMPLICAÇÕES DA ACUPUNTURA AURICULAR

Já em 1977, Kropej propôs as contraindicações descritas a seguir para a Auriculoterapia:

- **DOR** indicando a necessidade de **Intervenção Cirúrgica** (apendicite aguda);
- Doenças **Degenerativas da Medula Espinhal;**

- Doenças com **Desmielinização dos Nervos Periféricos**;
- Certas fases da **Gravidez**;
- **Neoplasia Maligna** (a Auriculoterapia pode ser útil sintomaticamente para o **Alívio da Dor**).

Still (2006) salienta o risco de Pericondrite Infecciosa decorrente da Auriculoterapia em humanos. Para prevenir essa rara complicação, Still enfatiza a importância da adoção de práticas assépticas, como a limpeza prévia do pavilhão auricular com um simples algodão embebido em álcool. Essa precaução é igualmente importante no tratamento veterinário para assegurar a proteção e o bem-estar aos animais submetidos a essa modalidade terapêutica.

Na minha rotina utilizo um pequeno barbeador para a retirada dos pelos da orelha quando necessário e limpo o local com éter para desengordurar a pele e facilitar a fixação das agulhas semipermanentes com esparadrapo após a sua aplicação.

CAPÍTULO 9

REGRAS GERAIS DO TRATAMENTO

A imagem a seguir ilustra didaticamente o passo a passo para a condução do atendimento, baseando-se em apenas três etapas: a **seleção dos Pontos Ativos** (*diagnóstico*); a escolha da **técnica de estimulação** a ser aplicada nesses pontos e a **duração do tratamento** (*quantidade de sessões*). Essas três etapas estão diretamente ligadas ao sucesso do tratamento, pois garantem que ele seja personalizado e ajustado às *necessidades específicas de cada paciente*.

A procura cuidadosa pelos Pontos Ativos permite focar *as áreas mais necessitadas de intervenção*, enquanto a seleção do tipo de Estimulação assegura que a abordagem seja a *mais adequada para estimular a resposta desejada* daquele paciente. Por fim, a determinação da periodicidade e do número de sessões é vital, pois orienta o terapeuta na busca pelos melhores resultados, promovendo uma recuperação gradual e sustentada.

O primeiro passo consiste em reconhecer os Pontos Ativos. Portanto, nosso debate inicial focará as estratégias adotadas para a **escolha dos pontos**. Segundo Gastal (2010), há **quatro métodos principais empregados na identificação de Pontos Ativos na aurícula**, essenciais para efetuar o **diagnóstico** do paciente. Cada um dos quatro métodos mencionados por Gastal oferece uma abordagem distinta levando em consideração as necessidades específicas e as possibilidades para cada paciente.

Essas *quatro técnicas* são peças-chave no arsenal de qualquer acupunturista veterinário que busca um diagnóstico preciso e, consequentemente, um plano de tratamento personalizado e com maiores chances de sucesso na recuperação do paciente.

A escolha dos Pontos Ativos ocorre no momento em que se realiza a inspeção da aurícula através das seguintes opções:

Figura 41 – Regras gerais para o tratamento

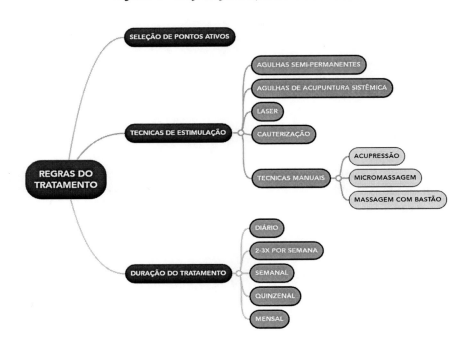

Fonte: imagem do autor

SENSIBILIDADE À PRESSÃO

A área com **maior sensibilidade à pressão** (Ponto Ativo) é facilmente identificada com a ajuda de um **<u>bastão com ponta retrátil</u>**. Além de barato, o aparelho é facilmente encontrado em lojas de Acupuntura. Você simplesmente vai exercendo a pressão com a ponta do aparelho até que o paciente expresse uma reação aumentada à dor, externalizando um subido solavanco de cabeça. Em cães mais agressivos recomenda-se o uso de focinheiras. A *mola permite padronizar a pressão em todas as localidades durante a inspeção.*

CONDUTIVIDADE ELÉTRICA AUMENTADA

Além da *sensibilidade à pressão*, os Pontos Ativos se distinguem por apresentarem uma **reduzida impedância elétrica**, portanto, um aumento na condutividade elétrica na superfície da pele.

Para sua detecção, existem no mercado alguns **aparelhos eletrônicos** para medir a **resistência elétrica**.

O **EL30 Finder** da **NKL** é uma boa opção para quem tem interesse em utilizar essa forma de aferição. É um produto nacional, portanto, com assistência técnica no país.

O aparelho básico vem com uma caneta preta que desempenha as funções de localização e estimulação. As canetas vermelha e azul podem ser adquiridas separadamente e têm a mesma função, exceto por uma maior precisão na localização dos Pontos Ativos, de acordo com o fabricante.

Outros aparelhos, até mais em conta, podem ser encontrados nos sites de compras internacionais; no entanto, no caso de problemas, dificilmente você terá acesso à assistência técnica, sem falar que, agora, o governo brasileiro está taxando a importação de todos os produtos, independentemente dos valores. Isso, associado ao longo tempo de espera, pode desestimular essa opção.

ONDAS DE PULSO

Além das duas metodologias já citadas para identificar Pontos Ativos (pontos sensíveis à pressão e pontos eletricamente ativos), esta terceira técnica é, segundo Nogier, a mais acessível e utiliza o controle RAC.

O RAC — Reflexo Aurículo-Cardíaco, atualmente conhecido como Sinal Autonômico Vascular (**VAS**), é um reflexo percebido no pulso e utilizado para identificar Pontos Ativos. Inicialmente, Nogier associou o RAC a uma alteração no pulso resultante de uma contração cardíaca mais intensa no momento em que um ponto doloroso era estimulado no pavilhão auricular durante o diagnóstico. No entanto, com o passar do tempo, o conceito evoluiu para o termo "VAS", uma vez que sabemos atualmente que o reflexo é desencadeado pela contração vegetativa dos shunts arteriovenosos, não tendo a ver com uma extrassístole como se pensava inicialmente.

Esse fenômeno só ocorre quando um Ponto de Acupuntura Ativo em desequilíbrio é estimulado. A ideia de RAC/VAS, *criada* pelo médico francês Paul Nogier, se baseia na reação a um Microestresse Vegetativo. De acordo com Petermann, usar o RAC permite entender o organismo em detalhes, muitas vezes com uma precisão bem maior.

Figura 42 – *Mecanismo básico do funcionamento do **VAS***

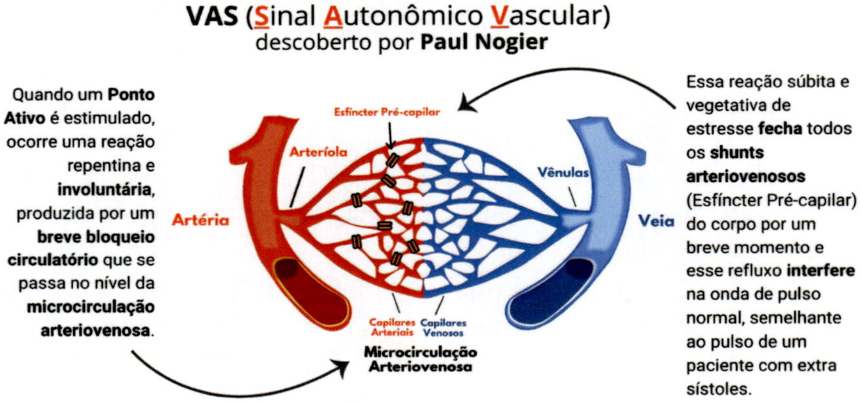

Fonte: imagem de https://depositphotos.com/. Ilustração do autor

As modificações na **onda de pulso**, inicialmente empregadas por Nogier em seres humanos, parecem ser a técnica preferida entre os especialistas veterinários na Europa. Contudo, essa é uma habilidade que ainda não domino.

ALTERAÇÕES MORFOLÓGICAS

Figura 43 – Manchas escuras na aurícula de um cão idoso sem nenhum significado aparente

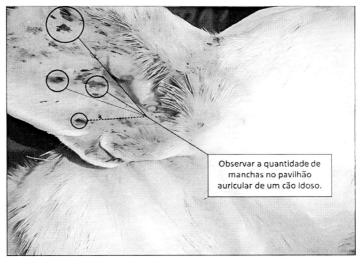

Fonte: imagem do autor

Finalmente, temos as **Alterações Morfológicas**, que acredito não serem adequadas para adoção em animais.

Cães são animais muito ativos, correm, brincam, cavam buracos, brigam, coçam os ouvidos e não é incomum ferirem involuntariamente o pavilhão auricular; portanto, esses achados podem induzir a erros de interpretação. Na minha rotina, utilizo basicamente os dois primeiros métodos para diagnóstico auricular.

NÚMERO DE PONTOS A TRATAR

Figura 44 – Os principais métodos para detecção de pontos ativos em cães, gatos e seres humanos

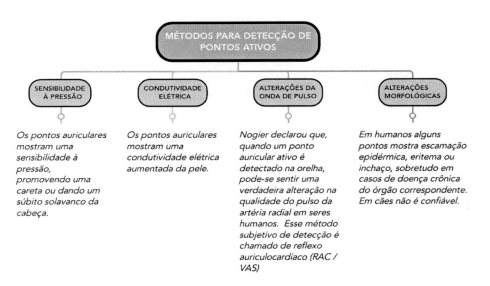

Fonte: ilustração do autor

Há um consenso entre os autores sobre a importância de se **limitar o número de pontos escolhidos para o tratamento**, especialmente se a técnica de estimulação escolhida incluir o emprego de agulhas ou a administração de substâncias subcutâneas, como soro fisiológico ou água destilada (prática denominada aquapuntura), ou mesmo na aplicação de medicamentos como o Complexo B, dentre outros fármacos, no método conhecido como farmacopuntura. Essas injeções normalmente são dolorosas.

Recomenda-se a seleção de até **quatro pontos para o tratamento**, dos quais dois devem estar relacionados ao Zang Fu e dois ao Sistema Ósseo.

Figura 45 – *Material básico utilizado nos atendimentos*

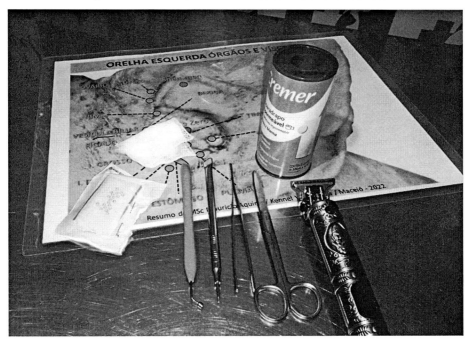

Fonte: foto do autor

Pode ser útil aplicar uma **leve sedação** no paciente caso haja dificuldades para inserir as agulhas durante o Auriculotratamento. **Contudo, já foi comprovado que essa abordagem pode diminuir a eficácia dos resultados obtidos durante o Auriculodiagnóstico.**

TÉCNICAS DE ESTIMULAÇÃO

Para atender o paciente através da Acupuntura Auricular, são necessários recursos mínimos, o que é uma vantagem.

Os Mapas Auriculares apresentados neste livro são essenciais no processo de diagnóstico. Eles compilam informações de qualidade, possuem alta definição e oferecem uma visualização nítida das áreas somatotópicas correspondentes ao Zang Fu e ao Sistema Ósseo do animal.

Um Apalpador de Pressão para Auriculoterapia também se faz indispensável, sendo preferíveis aqueles com mola, já que essa configuração ajuda a regular a intensidade da pressão aplicada sobre cada ponto investigado.

Sua importância reside na capacidade de identificar os Pontos Ativos em ambas as orelhas, apresentando um custo acessível e facilidade de aquisição. Os Pontos Ativos detectados são então assinalados diretamente na orelha usando um marcador permanente e/ou em imagens auriculares que auxiliam no diagnóstico (Figura. 38 e 39).

Além dos Mapas e do Bastão, para os cães com muitos pelos no pavilhão auricular, um Aparador de Barba portátil revela-se muito útil e está disponível a um custo acessível.

Caso o paciente apresente excesso de pelos na orelha, o que pode dificultar a inserção de uma agulha tipo rabo de porco, por exemplo, torna-se imprescindível a remoção desses pelos. Nesse contexto, o uso de um Aparador Elétrico para retoques de barba é extremamente útil.

Gaze, **Algodão** e **Éter** são importantes para desengordurar o pavilhão auricular e facilitar a aplicação de adesivos para ajudar na permanência de agulhas semipermanentes.

Depois de identificar os quatro pontos que você usará no tratamento, chegou o momento de iniciar o procedimento de estimulação desses locais. Nessa fase, é possível escolher entre diversas técnicas disponíveis.

AS AGULHAS SEMIPERMANENTES TIPO *EMPISHIN*

Uma vez, quando adolescente, há "trocentos" anos, inaugurou em minha cidade uma pizzaria com quatrocentos sabores. Eu tinha de conhecê-la. Depois de meia hora de exaustiva pesquisa em um cardápio que mais parecia um atlas de anatomia, acabei optando pela conhecida e tradicional pizza portuguesa.

Compartilhei essa história porque me identifico como minimalista; por essa razão, a técnica de estimulação que mais emprego em meus pacientes, devido à sua praticidade e eficiência, são as agulhas semipermanentes do tipo Empishin, também conhecidas como "rabo de porco".

Para aplicá-las, é necessário um Aplicador, aquele de cor azul na Figura. 46. Esse dispositivo possui um ímã em sua ponta, facilitando a fixação das agulhas. Além de ser acessível, é facilmente encontrado.

Após inserir a agulha é essencial o uso de um esparadrapo de boa aderência para assegurar a fixação das agulhas no local por mais tempo. Em lojas especializadas, é possível adquirir esparadrapos já pré-cortados em pequenas bandejas descartáveis, tornando o procedimento consideravelmente mais rápido.

É recomendável o uso de uma pinça que tenha, de preferência, pontas plásticas. Isso é muito bom, porque as pinças de aço acabam atraindo as minúsculas agulhas, complicando o seu correto posicionamento.

Primeiramente, limpe a área onde a agulha será aplicada, remova pelos e qualquer oleosidade com uma gaze com éter. Após inserir a agulha, aplique um adesivo para protegê-la, assim elas permanecem no local mais tempo, estimulando o ponto por período máximo recomendado de 7 dias. Pohl (2010) apoia essas agulhas, amplamente utilizadas na Auriculoterapia Humana.

Figura 46 – *As agulhas semipermanentes do tipo **Empishin** utilizadas no tratamento em humanos são aplicadas no cão com o auxílio de um aplicador imantado*

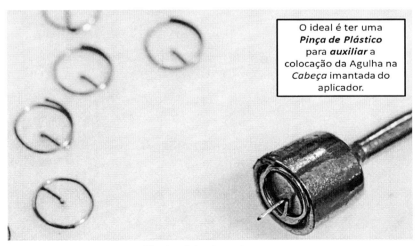

Fonte: foto do autor

AGULHAS DE ACUPUNTURA SISTÊMICA

A estimulação realizada com agulhas tradicionais pode ser feita através de três técnicas distintas: *Estimulação Manual*, em que você mesmo movimenta a agulha; com a aplicação de *Calor Direto* utilizando Lã de Moxa; e ainda por *Estimulação Elétrica* com o próprio *EL30 Finder da NKL*, que tem dupla função (localização e estimulação). Na hora de adquirir, caso você opte por ele, confirme que o modelo é *Finder*, pois existe um outro aparelho quase idêntico da **NKL** que faz apenas eletroestimulação. Evidentemente, esse procedimento envolve acoplar jacarés minúsculos às agulhas ou usar a própria caneta localizadora para administrar a corrente elétrica, que apresenta inúmeros comandos variados de intensidades e frequências.

No ser humano, as agulhas que frequentemente utilizo para a aurícula são as agulhas **Ting** de **0,18 por 8 mm** e as agulhas de **0,20 por 15 mm**.

Contudo, o uso de agulhas na orelha canina gera debate, porque os cães têm um pavilhão auricular extremamente sensível e, frequentemente, reagem à aplicação das agulhas agitando a cabeça de forma abrupta, o que resulta na expulsão violenta e perigosa das agulhas.

Na minha opinião, o emprego das Agulhas de Acupuntura deveria se restringir exclusivamente à prática Sistêmica em animais e, ainda assim, com limitações quanto aos locais de aplicação.

LASER

A introdução do laser na prática da Acupuntura representa um notável progresso nessa área, especialmente por viabilizar um tratamento eficiente e livre de dor. A opção pela utilização do laser em terapias não se fundamenta, portanto, em sua maior eficácia em relação a outros métodos de estimulação, mas principalmente em sua capacidade de realizar a estimulação do acuponto sem causar nenhum tipo de desconforto ao paciente animal.

Há dois tipos de laser: o *de alta potência*, que opera através do aumento da temperatura e não é aplicado em práticas de Acupuntura e o *de baixa potência*, que é especialmente indicado para essa modalidade, disponível nas versões de laser *vermelho* e *infravermelho*.

Figura 47 – Tipos de LASER mais comuns e suas principais características

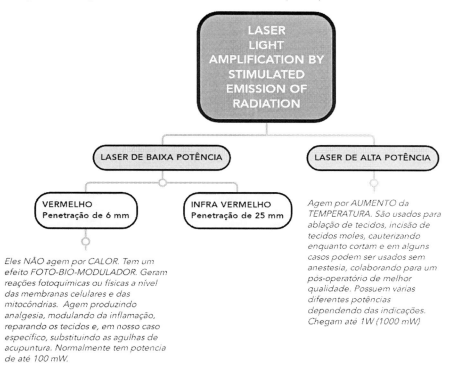

Foto: ilustração do autor

O Laser de **Baixa Potência** é uma opção terapêutica excepcional para o tratamento de cães e gatos, conforme também afirma Pohl (2010). Esse recurso se mostra particularmente vantajoso para animais mais sensíveis, revelando notável eficácia quando aplicado na região auricular dos cães.

A utilização do Laser de **Baixa Potência** oferece uma abordagem não invasiva e indolor, promovendo efeitos anti-inflamatórios, analgésicos e cicatrizantes. Essa terapia estimula a regeneração tecidual, favorece a circulação sanguínea local e contribui para a redução do desconforto e da dor em diversas condições clínicas.

O *laser vermelho* caracteriza-se por sua penetração mais superficial no tecido, até **6 mm**, indicado perfeitamente para a estimulação de pontos **auriculares**.

Por outro lado, o *laser infravermelho*, com uma capacidade de penetração mais profunda, alcançando até **25 mm**, é mais apropriado para aplicação em acupontos na prática da Acupuntura **Sistêmica**.

A aplicação desse método na orelha canina é especialmente benéfica devido à presença de inúmeros pontos reflexos nessa região. A estimulação desses pontos por meio do Laser de Baixa Potência pode desencadear respostas terapêuticas em diferentes sistemas do organismo, potencializando os efeitos desejados.

Portanto, o Laser de **Baixa Potência** representa uma alternativa promissora e eficaz para o tratamento de cães e gatos, sobretudo para aqueles que apresentam maior sensibilidade ou agressividade. A aplicação desses recursos na orelha canina maximiza os benefícios terapêuticos, proporcionando uma abordagem holística e não invasiva para a promoção da saúde e do bem-estar dos animais de estimação.

Um benefício adicional do laser reside na sua incomparável segurança, apresentando uma redução significativa de complicações em comparação com os riscos associados ao uso de agulhas, como acidentes perfurantes, síncope vasovagal, infecções e hematomas.

A estimulação a laser permite *um tratamento eficaz de regiões do corpo que são sensíveis ou que passaram por trauma, incluindo a aplicação em pontos de Acupuntura cranianos, pontos auriculares e zonas impactadas por problemas dermatológicos, tais como eczema, inflamações e feridas*. Essa técnica tem a vantagem adicional de evitar o risco de ocorrência de sangramentos locais ou de infecções. A proporção de incidências de efeitos colaterais associados ao laser é estimada em cerca de 0,01%.

A única desvantagem do laser é o seu custo elevado. No entanto, explorando cuidadosamente os sites de vendas internacionais, é possível encontrar algumas alternativas mais acessíveis.

O laser é eficaz em aproximadamente **90%** dos **acupontos sistêmicos**; contudo, o restante dos pontos está a uma profundidade superior a 3 cm, o que *impede a sua atuação satisfatória*.

A sensação sutil de formigamento que se propaga ao longo do meridiano, conhecida como **De-Chi**, devido à inserção e estimulação precisa da agulha, não é tão evidentemente percebida durante a aplicação do laser.

O tratamento com laser é categorizado como uma técnica de "**agulhamento neutro**", contudo é possível imitar os efeitos de *Tonificação* e *Sedação* através da variação dos períodos de exposição e intensidades energéticas aplicadas.

Para alcançar a **Tonificação** com o laser, utiliza-se um *período breve de exposição (menos de 30 segundos) com uma densidade energética elevada*; enquanto que, para a **Sedação**, emprega-se uma *duração mais extensa de irradiação (mais de 3 minutos) acompanhada por uma menor densidade de energia*.

Após anos de estudo, apoiando-se em conhecimentos de embriologia, que revelam a existência de três tipos essenciais de tecidos, fundamentais para a formação de todos os órgãos, o Dr. Nogier utilizou um teste de pulso de alta sensibilidade, além de instrumentos como um gerador de frequências e uma sonda portátil para identificar as frequências que melhor estimulam os diferentes tecidos do corpo humano. Seu trabalho o conduziu à descoberta de que é possível tratar doenças em tecidos e órgãos com frequências específicas que incentivam a cura.

De acordo com o Dr. Nogier, fazer com que células ou tecidos doentes sejam expostos às suas frequências naturais pode ajudar significativamente na sua recuperação, permitindo, por exemplo, que a estimulação por um laser de baixa potência seja capaz de obter resultados comparáveis aos de dispositivos mais potentes se aplicado na frequência correta. De uma forma geral, frequências **baixas** são usadas para **estimulação** e **altas** para **sedação**.

Paralelamente, a **Cromoterapia**, que consiste no uso de cores específicas para fins terapêuticos, também apresenta resultados encorajadores, sendo ainda muito pouco utilizada na medicina veterinária. Cada cor possui propriedades específicas e podem influenciar positivamente o equilíbrio energético do animal, atuando no alívio de sintomas, promovendo o bem-estar geral.

CAUTERIZAÇÃO

Provavelmente, a técnica da **cauterização** representa o *estímulo original mais empregado na terapia auricular*. Essa abordagem consiste em utilizar um instrumento chamado cautério para gerar queimaduras controladas e superficiais na pele, especificamente nos Pontos Ativos. Esse procedimento tem como objetivo provocar pequenas lesões superficiais para fins terapêuticos.

Também conhecida como Acupuntura **Permanente**, essa metodologia é caracterizada por proporcionar um _Estímulo de Longa Duração_. Essa característica é especialmente vantajosa no tratamento de doenças **crônicas**, uma vez que oferece um suporte terapêutico contínuo e prolongado.

Diferentemente da Acupuntura Sistêmica, a técnica de cauterização é marcada pela sensação pessoal de dor e por um odor característico de queimado, aspectos que desagradam tanto ao proprietário quanto ao animal.

Além disso, essa abordagem apresenta _um risco elevado de infecção e a possibilidade de formação de cicatrizes_. Contudo, apesar dessas contraindicações, a cauterização destaca-se como uma metodologia excepcional para alcançar efeitos de longa duração.

TÉCNICAS MANUAIS

As Técnicas Manuais de Acupuntura Auricular incluem:

- _ACUPRESSÃO_

Na **Acupressão**, os Pontos de Acupuntura Auricular são estimulados com um Bastão por meio de uma pressão uniforme e dispersiva.

- _MICROMASSAGEM_

Com a **Micromassagem**, os pontos ou as zonas somatotópicas são levemente massageados com as _pontas dos dedos_.

- _MASSAGEM COM BASTÃO_

O bastão para a massagem deve caber confortavelmente na mão e seu tamanho deve ser proporcional à orelha do cão. No caso de cães muito pequenos, é possível, inclusive, usar o cabo de uma agulha. O bastão de acupressão pode ser usado para essa massagem.

Figura 48 – Os bastões podem ser encontrados em diversos materiais. O da foto é de Jade

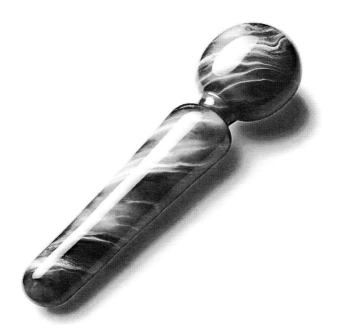

Fonte: ilustração do autor gerada por IA

DURAÇÃO DO TRATAMENTO

As agulhas **semipermanentes**, que utilizo com frequência, devem permanecer no pavilhão auricular entre 5 e 7 dias, já as agulhas de Acupuntura **convencional**, por cerca de 20 minutos, embora isso possa ser **desafiador** para os pacientes veterinários.

Em situações em que o paciente é inquieto, o laser é a melhor opção.

A escolha da frequência das sessões deve ser ajustada com base na condição clínica do paciente.

Para **quadros agudos** e **dolorosos**, é aconselhável que as sessões ocorram a cada 24 ou 48 horas. Conforme o animal apresente melhora, recomenda-se ampliar o intervalo entre as sessões: duas vezes por semana, uma vez por semana, quinzenal e mensal.

Para pacientes que enfrentam **condições crônicas**, *portanto, de longa duração, e que geram pouca ou nenhuma dor, os tratamentos podem ser agendados com intervalos maiores, semanal ou quinzenalmente.*

O importante é conscientizar o tutor da importância do comparecimento às sessões, inclusive após a aparente recuperação do paciente, já que a profilaxia é a principal vocação da Acupuntura.

CAPÍTULO 10

TRABALHOS DE PESQUISADORES IMPORTANTES (JAM STILL E UWE PETERMANN)

DR. JAM STILL

O Dr. Jam Still é um renomado médico veterinário e pesquisador, conhecido por suas contribuições significativas no campo da Acupuntura Auricular. Seus estudos e publicações têm sido amplamente citados e têm ajudado a moldar a compreensão contemporânea dessa prática terapêutica.

De acordo com Still (2005), a Acupuntura Auricular tem como objetivo primordial o tratamento de doenças. No entanto, ele também aponta que ainda existem debates em relação à eficácia terapêutica da Auriculoterapia em seres humanos. Alguns pesquisadores argumentam que os efeitos da Acupuntura Auricular podem ser atribuídos principalmente ao efeito placebo, enquanto outros defendem que existem mecanismos específicos pelos quais a Acupuntura atua no corpo.

A Acupuntura ainda gera divisão na comunidade médica e veterinária quanto à sua recomendação como tratamento padrão, devido à falta de evidências científicas conclusivas sobre sua eficácia e a exata compreensão dos seus mecanismos de ação. Para sua ampla aceitação, são necessários mais estudos bem conduzidos que comprovem sua eficácia clínica e elucidem seus princípios fundamentais.

É importante ressaltar que a Medicina Chinesa, em que a Acupuntura está incluída, passou por significativas transformações ao longo do século XX, devido especialmente à sobreposição da medicina ocidental. Essas alterações, conforme apontado por diversos autores, resultaram em uma distorção da compreensão original da Medicina

Clássica sobre o processo saúde-doença-cuidado, aproximando-a do entendimento médico ocidental.

A MTC possui conceitos como a Teoria dos Meridianos, a dinâmica entre as energias Yin e Yang e a visão holística do ser humano, que são intrínsecos à sua prática. A aplicação de metodologias de aferição adotadas pelo Ocidente, desenvolvidas para avaliar intervenções baseadas no modelo biomédico, pode ser inadequada para mensurar a eficácia e a essência da Acupuntura, entre outras práticas da MTC.

Por exemplo, estudos clínicos randomizados e controlados, padrão-ouro na medicina ocidental, podem não ser capazes de capturar a complexidade e a individualidade do tratamento com Acupuntura. Essa incompatibilidade metodológica pode resultar em conclusões equivocadas sobre a validade e a efetividade dessa terapia.

No que diz respeito, por exemplo, à redução da dor, alguns estudos controlados em seres humanos revelaram que os benefícios proporcionados pela Acupuntura Auricular podem ser atribuídos, em grande parte, ao efeito *placebo* (uma resposta positiva a um tratamento que não possui efeitos farmacológicos ou fisiológicos específicos). No entanto, um conjunto de outras investigações clínicas aponta para a existência de fatores *além do placebo* que desempenham um papel importante no alívio da dor.

Still acrescenta ainda uma observação importante: *o efeito placebo não se aplica aos animais, sugerindo que a Acupuntura Auricular tem efeitos terapêuticos reais.*

Ken e Yongqiang, em seu estudo de 1981, posteriormente citado por Still em 2005, realizaram uma revisão abrangente da literatura sobre a Acupuntura Auricular em humanos. Eles encontraram evidências de que essa abordagem terapêutica tem potencial clínico para tratar uma diversidade de condições de saúde, demonstrando eficácia não apenas em tratamentos para dor e disfunções neurológicas, mas também em questões dermatológicas e desequilíbrios hormonais, entre outras condições.

Esses achados reforçam a necessidade de modelos para pesquisas que compreendam melhor os mecanismos de ação e a eficácia da Acupuntura Auricular.

No entanto, apesar de todas as discussões a respeito da sua eficiência, a Acupuntura vem crescendo em todo o mundo; Petermann (2007, p. 28) argumenta que apenas a *Academia Alemã de Acupuntura e Medicina Auricular* tem mais de "12 mil membros, todos médicos e nenhum curandeiro".

E Petermann ainda comenta que o maior estudo do mundo sobre Acupuntura, o **GERAC**, realizado na Alemanha, envolveu 300.000 pacientes e foi iniciado pelas companhias de seguros de saúde alemã para avaliar a eficácia da Acupuntura no tratamento de doenças crônicas, como *dor nas costas*, *dor de cabeça*, *enxaqueca* e *artrose do joelho*. O objetivo era verificar se a Acupuntura poderia ser uma alternativa mais econômica ao tratamento convencional.

O estudo comparou a Acupuntura Tradicional, a Acupuntura Simulada e o *Tratamento Médico Convencional*. Além disso, foi realizado um estudo duplo-cego randomizado com 3.600 pacientes.

Os resultados mostraram que tanto a *Acupuntura Tradicional* quanto a *Acupuntura Simulada* (que utilizou pontos próximos aos acupontos originais) foram tão eficazes quanto o *Tratamento Convencional Profissional*, que incluiu *redutores de dor*, *corticoterapia* e *fisioterapia*.

Em resumo, o estudo **GERAC** demonstrou que a Acupuntura, independentemente de ser considerada "verdadeira" ou "falsa", *funcionou tão bem quanto o tratamento convencional para as condições crônicas estudadas*.

Litscher *et al.* (2004) conduziram um estudo *duplo-cego* comparando os efeitos da Acupuntura a laser e da Acupuntura com agulhas tradicionais. Os resultados foram avaliados utilizando duas técnicas de imagem: Ressonância Magnética Funcional (RMF) e Dopplerssonografia Transcraniana Funcional (FTCD). O estudo foi projetado de forma que nem o médico nem o paciente tinham conhecimento se o laser estava funcionando ou não, garantindo a natureza duplo-cega da pesquisa.

Esse estudo pioneiro foi o primeiro a objetivar e especificar os efeitos cerebrais provocados pela estimulação com o laser na Acupuntura.

Os efeitos desencadeados por essa nova técnica indolor do laser na Acupuntura apresentaram dimensão semelhante àqueles evocados pela Acupuntura manual tradicional com agulha. A Acupuntura a laser demonstrou ser capaz de induzir mudanças específicas e reprodutíveis no cérebro, que podem ser expressas através de diferentes parâmetros, entre eles, a mudança na velocidade do fluxo sanguíneo cerebral.

Hoje existem diversos trabalhos enfatizando a ação positiva da Acupuntura no tratamento de seres humanos e animais e, apesar da resistência da comunidade científica ao chamado tratamento holístico, especialmente no campo veterinário, o resultado obtido através dos tratamentos, especialmente em animais que não obtiveram cura pela medicina tradicional, estimula, enormemente, o avanço dessa alternativa terapêutica.

Em meus cursos, ressalto sempre a importância da publicação de Estudos de Caso que sigam o rigor metodológico necessário. Esses estudos contribuem para a expansão do conhecimento sobre Acupuntura Auricular, que se fortalece através das evidências, estimulando novas pesquisas e promovendo o avanço científico e o reconhecimento profissional na comunidade acadêmica.

Primeiro artigo comentado:

> STILL, J.; KONRAD, J. Experimental Verification of Auriculodiagnosis in the Dog. **ACTA VET. BRNO**, 54, 1985. Disponível em: https://actavet. vfu.cz/media/pdf/avb_1985054030169.pdf. Acesso em: 21 jun. 2023.

Em 1984, Still e Konrad publicaram um artigo científico intitulado "**EXPERIMENTAL VERIFICATION OF AURICULODIAGNOSIS IN THE DOG**", no qual apresentaram descobertas relevantes sobre o mecanismo formador dos Pontos Ativos utilizados no auriculodiagnóstico em cães.

Nesse trabalho original, os pesquisadores induziram dor local nos animais através da aplicação de forte pressão na pata dos cães por 30 minutos. Para isso utilizaram faixas elásticas e, simultaneamente, investigaram _alterações elétricas_ e a _presença de pontos dolorosos_ (ativos) na aurícula dos cães, buscando compreender a relação entre a dor periférica e as mudanças detectáveis na orelha dos animais submetidos à investigação.

Os resultados obtidos nesse trabalho forneceram evidências claras que corroboram a eficácia da Acupuntura Auricular em cães, contribuindo significativamente para o avanço do conhecimento científico na área da Medicina Veterinária. Além de abrir caminho para novos estudos e aplicações clínicas, esse estudo destacou a importância da realização de pesquisas experimentais bem conduzidas, visando validar e aprimorar práticas terapêuticas alternativas aplicadas aos animais de estimação.

Still e Konrad (1984) nessa pesquisa monitoram os animais:

- **antes da Compressão;**
- **durante a Compressão; e**
- **10–15 minutos após a Remoção da Compressão.**

E realizaram:

- **10 experimentos com a Compressão da pata dianteira;**
- **10 experimentos com a Compressão da pata traseira; e**
- **10 experimentos com a Compressão de ambas as patas.**

Figura 49 – Bandagem elástica

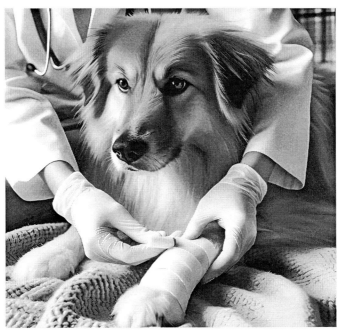

Fonte: ilustração do autor gerada por IA

As seguintes alterações foram observadas:

A ***impedância da pele*** *foi reduzida* em comparação com a aferição realizada *antes da compressão* na zona somatotópica correspondente à pata dianteira ou traseira.

O *Ponto Ativo* foi detectado, segundo Still e Konrad (1984), em:

- **100%** dos casos na aurícula **homolateral**, ou seja, do mesmo lado em que a **pata** foi submetida à bandagem, e apenas **63,3%** das vezes no lado **contralateral** (onde não foi realizada pressão). Durante a compressão **outras áreas específicas** também apresentaram a impedância da pele reduzida, levando a crer que devemos ter cautela na interpretação dos resultados.

- Nos **pontos ativos** detectados foi observada uma reação dolorosa **repetida** e **pronunciada**, ocorrida mais frequentemente na aurícula do ouvido **homolateral** com a pata compactada em comparação com a contralateral. Essa reação dolorosa se manifestou por um puxão repentino da cabeça e do corpo.

- Os resultados sugerem que existe uma forte relação entre o processo doloroso na pata e as alterações elétricas e a formação de Pontos Ativos (dolorosos) em uma determinada área da aurícula dos cães.

- Isso também é confirmado pelo fato de que a "ocorrência dessas mudanças foi observada a partir de cinco minutos após a compressão da pata".

Still relatou que os Pontos Ativos identificados na aurícula através de medições elétricas demonstram uma resistência elétrica menor em comparação com as áreas de pele não ativas adjacentes, o que indica uma maior condutividade elétrica nesses pontos.

A pesquisa nessa área ganhou impulso com os trabalhos pioneiros de Nogier; e, ao longo das décadas de 1970 e início dos anos 1980, diversos autores propuseram a identificação de pontos auriculares específicos para cães.

No entanto, Still aponta para *uma significativa discrepância na localização de pontos entre os diferentes estudiosos, evidenciando uma falta de consenso na área*.

Still, em 2006, fez outra importante afirmação: "*em pessoas saudáveis, pontos sensíveis à pressão são ausentes e somente um número limitado de pontos que mostram atividade elétrica de forma esporádica são detectados*".

Por essa razão, *a aplicabilidade do Auriculodiagnóstico em contextos onde cães sofrem de condições crônicas e degenerativas, frequentemente sem dor associada, revela-se como uma metodologia não confiável*.

Como forma de confirmar a teoria do envolvimento do sistema nervoso simpático na formação do Ponto Ativo, fez o seguinte experimento ilustrado a seguir. Ele injetou procaína próximo ao gânglio cervicotorácico que pertence à inervação simpática e observou que, mesmo promovendo o estímulo doloroso na pata do animal depois da injeção, não houve formação do Ponto Ativo na aurícula.

Figura 50 – *Imagem do autor, baseada na descrição de Antunes (2011)*

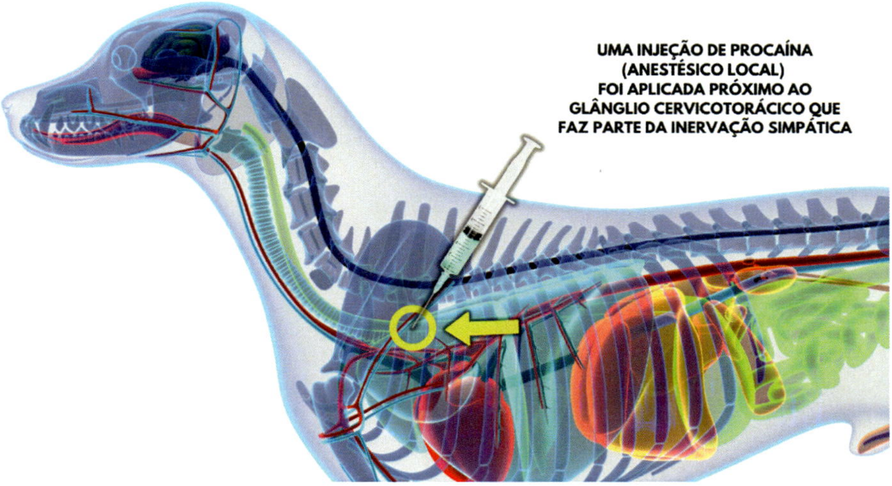

Fonte: https://depositphotos.com/. Ilustração do autor

Segundo artigo comentado:

> STILL, J. A clinical study of auriculotherapy in canine thoracolumbar disc disease. **Journal of the South African Veterinary Association**, Southern Africa, 1990. Disponível em: https://journals.co.za/doi/pdf/10.10520/AJA00382809_1738. Acesso em: 22 jun. 2023.

Nessa pesquisa, conduzida por Still em 1990, realizou-se um estudo envolvendo um _número maior de animais_; foram _30 cães acometidos por Doença do Disco Toracolombar_ (TLDD), abrangendo os _Graus I a IV_, com uma duração variando de _1 a 47 dias_, tendo como média _8 dias_.

Antes da implementação da Auriculoterapia, dois cães (7% do grupo) foram submetidos a uma ou duas administrações de corticosteroides de ação rápida antes do início do tratamento. Outros 6 cães (20% do grupo) receberam tratamento com anti-inflamatórios não esteroidais 2 a 4 dias antes do experimento, sem que nenhum benefício tivesse sido relatado.

Figura 51 – _Representação somatotópica de algumas áreas para o diagnóstico auricular_

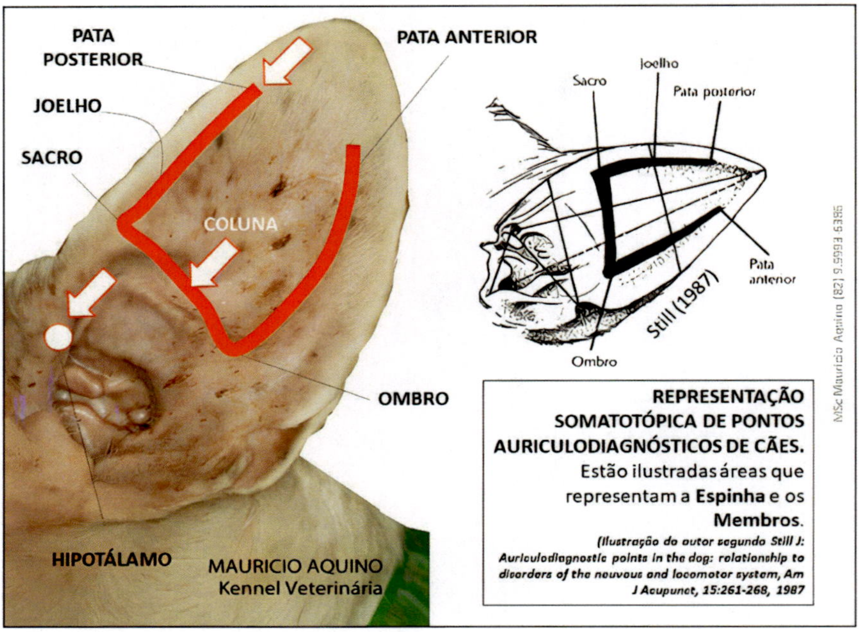

Fonte: imagem do autor

Contudo, é importante destacar que, durante o experimento, não se fez uso de analgésicos e/ou anti-inflamatórios, recorrendo-se exclusivamente à Acupuntura *Auric'ular* como método de tratamento nos animais envolvidos no estudo.

Após a execução do Auriculodiagnóstico, entre duas e cinco agulhas de Acupuntura de aço inoxidável **32-G** foram aplicadas nas regiões somatotópicas da aurícula correspondentes a **Membro Posterior**, **Coluna Vertebral**, **Medula Espinhal** e **Hipotálamo** em uma ou ambas as Aurículas Externas. Veja a Figura. 51.

As agulhas permaneceram no local por **20 MINUTOS** sem qualquer estimulação adicional.

O *tratamento* de Acupuntura e o *registo do estado clínico* dos participantes foram realizados da seguinte forma:

- **(Dor Presente)** ➔ tratamento *diário*;
- **(Dor Ausente)** ➔ tratamento em *dias alternados*.

Cada cão recebeu entre uma a três sessões de tratamento. A interrupção do auriculotratamento ocorreu em participantes que não obtiveram melhora significativa *após três sessões* ou então quando o *estado de saúde* do cão degenerasse.

O acompanhamento clínico após o tratamento foi realizado através de um **questionário** enviado aos donos dos animais, dos quais foram extraídos os seguintes dados:

- *Recuperação* ou *melhoria* foi observada em **73%** dos cães;
- Entre os cães inicialmente diagnosticados com **GRAU I** (dor nas costas), **82%** apresentaram cura ou uma melhoria significativa dentro de 1 a 3 dias, enquanto **77%** dos cães com **GRAU II** (dor nas costas + paresia dos membros posteriores) também foram curados ou mostraram melhoras essenciais no mesmo período.
- Cerca de **50%** dos cães afetados por **TLDD GRAU III** e **IV** (dor nas costas + paralisia dos membros posteriores) tiveram uma melhoria substancial ao longo dos primeiros dias de tratamento.

Três outros cães que receberam até três tratamentos ao longo de um período de 2 a 6 dias e não mostraram sinais de melhora foram eutanasiados. A autópsia desses animais revelou a presença de mielite localizada ou mielomalacia em todos os casos, condições essas decorrentes da protrusão na região toracolombar e, portanto, sem chances de melhora. Mielomalacia, por exemplo, é o amolecimento da medula espinhal, geralmente causado por trauma, falta de fluxo sanguíneo ou hemorragia. Pode levar a paralisia, perda de reflexos, atrofia muscular e alterações na percepção de dor, com consequências graves para a mobilidade e sensibilidade, especialmente nas regiões inferiores do corpo.

*Notou-se que os efeitos mais significativos do tratamento foram a **analgesia**, seguida de uma melhora na **mobilidade** dos membros posteriores em cães que apresentavam parestesia.*

Não se constatou *significância estatística* na taxa de sucesso entre os cães que passaram por um tratamento médico de curta duração previamente com anti-inflamatórios e aqueles que não foram submetidos a nenhum tratamento.

Um resultado importante mostra que o uso do *agulhamento bilateral* nos tratamentos *não foi mais eficaz do que o agulhamento unilateral*, visto que a diferença entre eles não foi estatisticamente significativa.

Após o tratamento da TLDD, observaram-se recidivas em 4 dos 13 cães (correspondendo a 31%) no intervalo de 10 dias a dois meses após a conclusão do tratamento.

A eficácia do tratamento em cães diagnosticados com Doença Toracolombar de GRAUS I e II mostrou-se similar à efetividade alcançada em cães submetidos à Acupuntura Sistêmica tradicional.

Esse estudo concluiu que a Acupuntura Auricular pode ser considerada uma abordagem diagnóstica e terapêutica alternativa ou adicional para cães, e possivelmente estende-se a sua aplicabilidade a outras espécies animais.

A evidência coletada aponta para a eficácia clínica da Auriculoterapia no manejo de cães com doença do disco toracolombar (TLDD), conforme documentado por Still em 1990.

A análise dos tempos médios de recuperação indica uma redução nos períodos de convalescença para cães submetidos à Acupuntura

Auricular. Contudo, dado que apenas 20% dos cães analisados nesse estudo apresentavam doença do disco toracolombar (TLDD) nos **Graus III e IV**, fica limitada a capacidade de inferir sobre a eficácia terapêutica da Auriculoterapia para esses casos específicos.

De acordo com Still (2006), a Auriculoterapia não é recomendada em situações posteriores a um trauma significativo, seja ele físico ou emocional. É aconselhável também não estimular uma orelha que esteja inflamada ou apresente qualquer outro tipo de problema.

Still (2006) enfatiza a escassez de experiências documentadas em Auriculoterapia animal, o que limita a capacidade de formular generalizações amplas. A maior parte do entendimento atual deriva de estudos de caso. Antes de realizar a Acupuntura Auricular em cães ou gatos propriamente, é crucial conduzir uma avaliação detalhada para obter-se um correto diagnóstico. Essa avaliação deve abranger a coleta de informações sobre o histórico do animal, a realização de um exame físico cuidadoso e a execução de exames complementares quando necessários.

De acordo com Still (2006), a Acupuntura Auricular apresenta características distintas quando comparada à Acupuntura Sistêmica. A principal diferença reside no local de aplicação, com a Auricular focando-se em pontos localizados na orelha e a Sistêmica pelo restante do corpo. Ele aponta que a anatomia dos Pontos Auriculares é relativamente simples, confinando-se à pele e à camada subcutânea que cobre a cartilagem da orelha. Por outro lado, os pontos de Acupuntura tradicional penetram em estruturas mais profundas, atingindo músculos e o periósteo. Além disso, ao contrário dos Pontos Auriculares, os pontos de Acupuntura no corpo não necessariamente respondem à pressão.

O Auriculodiagnóstico serve como uma ferramenta complementar valiosa, contanto que a condição médica em questão seja suscetível a melhora e que o profissional responsável pelo tratamento conceda sua aprovação. Nesse contexto, é crucial, como já comentamos: a *seleção cuidadosa dos pontos* de Acupuntura, a *escolha do método de estimulação* para cada paciente e situação e a determinação da *duração do tratamento*.

A variação na sensibilidade ao toque dos pontos de Acupuntura AHSHI (pontos de dor) corporais pode resultar ou não em um aumento da sensação de dor na área afetada, conforme destacado por Still em 2006. Em relação aos pontos localizados no Pavilhão Auricular, que respondem ao toque de maneira similar aos pontos em humanos, a identificação de um Ponto Auricular Ativo frequentemente desencadeia uma reação imediata. Essa reação pode incluir movimentos bruscos da cabeça e do pescoço, além de vocalizações expressivas. Esse fenômeno é especialmente evidente quando essas áreas são submetidas a uma pressão leve, especificamente entre $80-120 \text{ g/mm}^2$.

Após aplicar pressão à pata através de uma bandagem elástica apertada, observou-se uma resposta de dor entre cinco a dez minutos em 25 dos 30 casos estudados (84%) na região de projeção esperada (somatotópica). Quando um membro específico foi pressionado, em 20 casos analisados a resposta dolorosa foi notada em 17 deles (85%) no ouvido do mesmo lado e em 13 casos (65%) no ouvido contralateral ao estímulo, segundo Still (1984). Durante a realização desse experimento, não foram notadas alterações na pele.

Além disso, em dois casos em que houve agitação, tranquilizantes foram administrados em sete ocasiões; contudo, em três dessas ocasiões, não se observou a reação típica de sensibilidade à dor, conforme reportado por Still (2006).

Figura 52.a – *Representação somatotópica de paciente com DDTA Grau I* e **52.b** *DDTA Grau III*

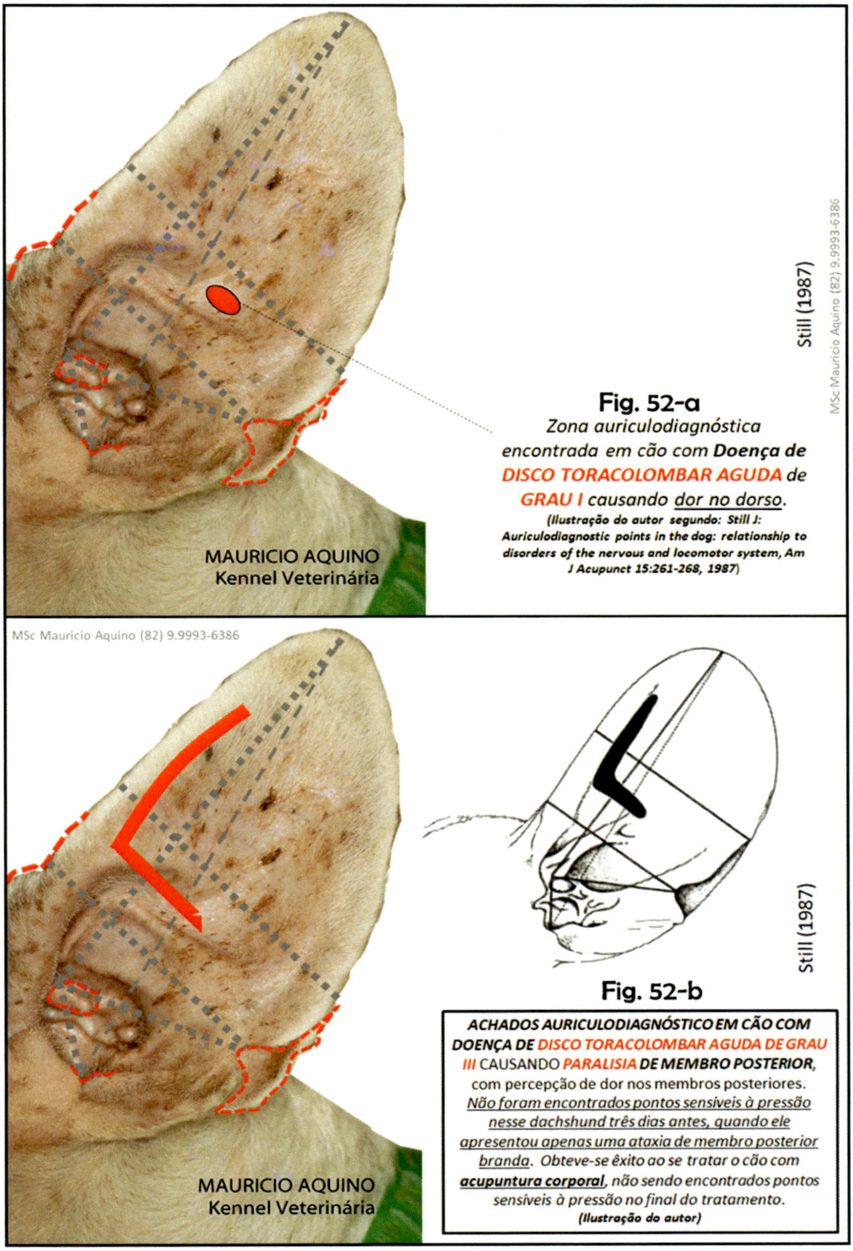

Fonte: imagem do autor

Figura. 53.a – *Regiões correspondentes ao Membro Anterior, Membro Posterior, Quadril e Ombros*

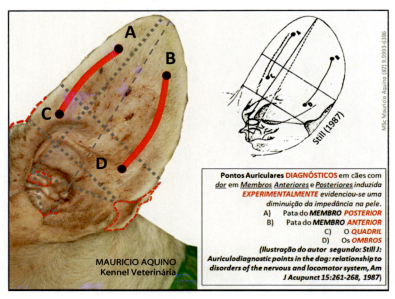

Figura. 53.b – *Na imagem Still descreve as áreas somatotópicas na aurícula, correspondentes a coluna e membros no cão*

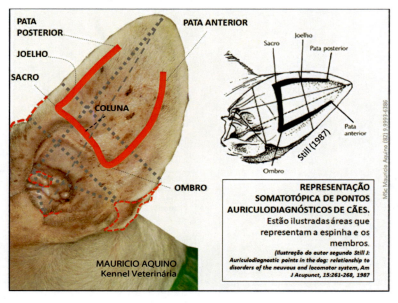

Fonte: imagem do autor

Figura 54 – *Nesta imagem adaptada de Still (1987), temos alguns pontos representativos dos órgãos internos, além de pontos de prurido e conjuntivite*

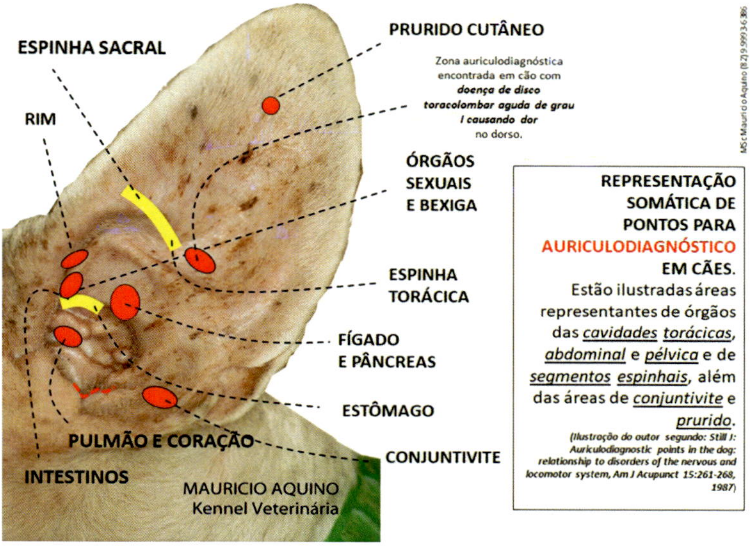

Fonte: imagem do autor

DR. UWE PETERMANN

O Dr. Uwe Petermann é o veterinário que mais se destaca no campo da Acupuntura Auricular Veterinária. Apesar de ter contribuído com diversos artigos científicos ao longo do seu trabalho, seus livros representam suas obras mais destacadas.

Durante o 36º Congresso Internacional da IVAS (Sociedade Internacional de Acupuntura Veterinária), o pesquisador Uwe Petermann apresentou um estudo inovador sobre Auriculoterapia Canina. Esse trabalho introduziu novos Mapas que orientam no tratamento através de Pontos Ortopédicos e do Zang Fu, descrevendo, inclusive, os Trajetos dos Meridianos Principais na aurícula canina. Segundo Petermann, esse avanço é o resultado de duas décadas dedicadas à pesquisa com animais.

Petermann detalhou meticulosamente uma vasta quantidade de pontos de Acupuntura, localizados predominantemente nas superfícies interna (côncava) e externa (convexa) da aurícula. Em suas obras, ele catalogou pontos correspondentes a cada _Órgão_, _Nervo_, _Articulação_ e _Vértebra_, além de incluir _Pontos Funcionais específicos_ da Acupuntura Auricular.

Ele ainda localizou uma extensa variedade de outros pontos auriculares, como os pontos de _ACTH_, _Endorfina_, _Histamínico_, _Prostaglandina_, _Fígado_, _Rim_, _Suprarrenal_, _Ponto Talâmico_, entre outros, demonstrando a profundidade e a abrangência de sua pesquisa no campo.

De acordo com Petermann, o processo de diagnóstico ortopédico em animais apresenta maiores desafios em comparação com o diagnóstico em seres humanos. Isso ocorre porque o médico veterinário _não dispõe de informações diretamente do animal_ sobre o local exato, a intensidade da dor ou quais movimentos específicos provocam a sensação dolorosa e em que região do corpo. Assim, _a capacidade do veterinário de identificar o problema se limita, em grande medida, a observar em qual pata ou membro o animal demonstra claudicação ou dificuldade de movimento_.

A Auriculoterapia, quando acompanhada por um Mapa Auricular detalhado que indica as localizações aproximadas dos pontos ortopédicos, constitui-se numa ferramenta diagnóstica de grande valor.

Petermann também mapeou os **Meridianos na Aurícula**, tanto do **Cão** como do **Cavalo**, tarefa que, segundo ele, foi exaustiva, porém compensadora.

No que diz respeito ao método de tratamento em si, _Petermann desaconselhou o uso de agulhas auriculares destinadas a seres humanos, pois estas tendem a se soltar rapidamente._ Em vez disso, ele recomendou a **aplicação de agulhas semipermanentes**, a **administração de anestésicos locais** e de **medicamentos homeopáticos**, técnicas essas que não são empregadas na Acupuntura Tradicional Chinesa.

Petermann é um defensor ferrenho do _laser na Acupuntura Veterinária_ e cita um grande número de pesquisas envolvendo o laser e centenas de cavalos, considerando esse instrumento como preferencial para o tratamento auricular, particularmente eficaz na abordagem de questões relacionadas à coluna e claudicação Aguda ou Crônica também em cães. Petermann cita que já foi responsável pelo tratamento de mais de 1.000 cavalos com problemas crônicos no dorso, doenças respiratórias obstrutivas, claudicações crônicas e até ataxia. Ele destaca ainda a brevidade do tempo necessário para a estimulação da área com laser, que é de apenas 20 segundos, como outra vantagem significativa dessa técnica.

Em cães obteve sucesso no tratamento de ataxias por compressão da medula espinhal devido a alterações nas vértebras, sinais neurológicos, fraqueza, dor cervical, mais comuns em raças grandes e gigantes, como o doberman e o dogue alemão.

Petermann recomenda ainda a combinação da Auriculoterapia com a terapia a laser, aplicada diretamente nas áreas afetadas, propondo seu uso no processo de cicatrização de feridas. Ele sugere a aplicabilidade dessa abordagem integrada em diversos campos, incluindo *ortopedia*, *neurologia*, tratamento de *condições internas*, *distúrbios oculares*, *cólicas*, *alergias*, *problemas ginecológicos* etc.

De acordo com Petermann, tanto a Acupuntura *Sistêmica* quanto a *Auricular* podem ser praticadas sob a ótica ocidental, bem como de acordo com os princípios da Medicina Tradicional Chinesa.

Petermann destaca a simplicidade do tratamento auricular. Por exemplo, o ponto correspondente ao *Fígado* localizado na orelha possui uma função idêntica ao ponto *F8* encontrado na Acupuntura Sistêmica. Da mesma forma, o ponto que representa o *Pulmão* na aurícula exerce controle sobre a função pulmonar exatamente como o faz o ponto *P7* na abordagem Sistêmica, e assim por diante.

Petermann publicou um catálogo detalhando pontos auriculares juntamente com seus equivalentes pontos no corpo, além das suas respectivas áreas de impacto funcional, resultado da pesquisa utilizando o VAS. Esse trabalho representa um avanço significativo nessa área, ao *estabelecer conexões claras entre pontos específicos na aurícula e suas correlações com áreas e funções corporais*, baseando-se sempre na investigação VAS.

Essa abordagem não apenas enriquece o entendimento da Acupuntura Auricular, mas também amplia as possibilidades terapêuticas ao permitir uma aplicação mais precisa e fundamentada dos pontos auriculares com base em evidências científicas.

MAURICIO CARNEIRO AQUINO

Figura 56 – *Tabela que correlaciona pontos da Acupuntura Auricular à Sistêmica*

P7	É idêntico ao ponto **PULMÃO** da orelha
P11	É idêntico ao ponto **LARINGE** da orelha
IG1	É idêntico aos pontos dos **DENTES** na frente da orelha
IG4	Ponto **TÁLAMO**, importante para redução da dor
IG20	Ponta do **NARIZ**, contra sinusite
BP2	Ponto do **BAÇO** (lado esquerdo); Ponto do PÂNCREAS (lado direito)
PB4	Ponto do **INTERFERON**
BP5	Ponto do **OVÁRIO**
BP6	Ponto do **ÚTERO**
C3	Ponto motor do **CORAÇÃO** (para o músculo cardíaco)
C4	Ponto **CARDÍACO** vegetativo
C9	Ponto contra situação de choque
ID3	Plexus coeliacus (plexo nervoso vegetativo para o intestino), Ponto Mestre Espasmolítico
B31	Ponto do **ÚTERO** (como o BA6)
B40	Ponto de **HISTAMINA**
B62	Ponto **HIPOFISÁRIO** (no cérebro)
R6	Ponto do **DIAZEPAM**, essência flora californiana "LAKSPUR"
PC6	Gânglio Estrelado
PC9	Ponto de **ADRENALINA**, bem em ouro
TA3	Ponto de **CORTISOL**
TA4	Ponto da **INSULINA**
TA5	Ponto do **TIMO**
VB1	Ponto dos **OLHOS**
VB41	**PROSTAGLANDINA** E1 (PE1) Ponto
F13	Ponto da **HIPÓFISE** (ACTH)
F3	Ponto neural do **FÍGADO**
F8	Ponto **PARENQUIMATOSO HEPÁTICO**

Petermann

Fonte: Petermann (2007). Tradução do autor

ACUPUNTURA PRÁTICA VETERINÁRIA: ACUPUNTURA AURICULAR EM CÃES E GATOS

Figura 57 - Nesta imagem o autor reuniu os pontos identificados por Petermann na auricula de um cão para facilitar a visualização

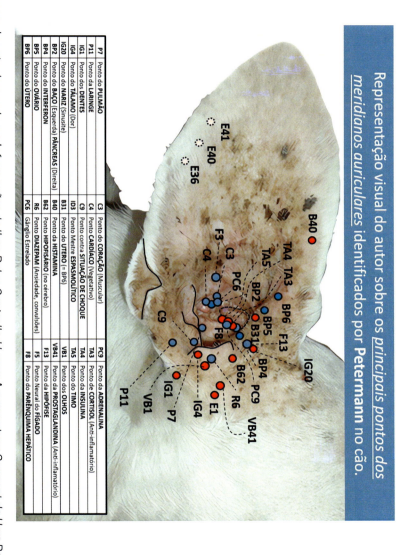

Fonte: Imagem do autor baseado em informações do livro Pulse Controlled Laser Acupuncture Concept de Uwe Petermann.

O Ponto **Shen Men** destaca-se como um ponto crucial de Comando na Acupuntura Auricular. Conhecido como *Shen Men* (Porta da Alma), esse ponto é reconhecido por sua ampla gama de ações, atuando de maneira somática e psicológica. Suas principais funções incluem propriedades *ansiolíticas*, *sedativas*, *analgésicas* e *imunomoduladoras*.

Esse ponto é essencial no tratamento de diversas condições, oferecendo alívio tanto para desordens físicas quanto para questões emocionais e psicológicas. Através da estimulação do Ponto Shen Men, é possível acessar um estado de calma e equilíbrio, promovendo a saúde e o bem-estar geral.

Contemporaneamente, imputo ao Dr. Petermann o título de maior especialista mundial em Acupuntura Auricular Veterinária. Após décadas de trabalho ele publicou a localização de todos os meridianos na aurícula do cão e do cavalo.

Uwe Petermann, um renomado pesquisador na área de Acupuntura Veterinária, decidiu embarcar em um ambicioso projeto após a publicação do seu segundo livro sobre Acupuntura Auricular em cavalos. Seu objetivo era mapear todos os 14 Meridianos Principais no Pavilhão Auricular, tanto em cães quanto em cavalos. Petermann admitiu que, se tivesse conhecimento prévio da magnitude da tarefa, talvez não a tivesse iniciado. No entanto, ao concluir esse impressionante trabalho, sentiu-se extremamente satisfeito com os resultados.

Em minha opinião, o conhecimento dos trajetos dos Meridianos Principais na Auriculoterapia, assim como é feito na Acupuntura Sistêmica, nos permite utilizar um maior número de pontos de um mesmo meridiano sempre que julgarmos necessário. Isso proporciona uma abordagem mais abrangente e personalizada para cada caso. De maneira geral, cada ponto presente nos diversos Meridianos Principais identificados na aurícula do cão ou do cavalo tem ação semelhante ao seu correspondente sistêmico.

Nas próximas páginas, apresentarei um resumo da significativa façanha realizada por Uwe Petermann, que representa um grande avanço na área da Acupuntura Veterinária. O mapeamento dos Meridianos Principais no Pavilhão Auricular de cães e cavalos permite uma compreensão mais aprofundada das conexões energéticas e amplia as possibilidades de tratamento através da Acupuntura Auricular.

As imagens utilizadas são de minha autoria, baseadas nas informações contidas no trabalho desse renomado pesquisador. Esse resumo tem como objetivo tornar esse valioso conhecimento mais acessível e aplicável na prática da Acupuntura Veterinária, contribuindo para o aprimoramento e a evolução dessa técnica terapêutica na Medicina Veterinária.

O Meridiano do PULMÃO na Acupuntura Auricular

O trajeto do Meridiano do **Pulmão** na Acupuntura Auricular canina é relativamente pequeno e começa próximo à **incisura intertrágica**, pelo Ponto **P1**, considerado o Ponto de **ALARME**.

O Ponto **P7**, o ponto do **Pulmão**, fica na concha e na **Aurícula de Nogier** está associado à função **respiratória**; ao **controle da vontade**, colaborando no tratamento da **angústia**, do **medo** e da **ansiedade**. Na **Aurículo Chinesa** suas indicações abrangem problemas de **pele, pelos, alergias** e, também, **problemas respiratórios**. O ponto **P7** na aurícula do cão, segundo Petermann, tem ação similar ao **P7** da Acupuntura Sistêmica, que no cão, segundo Xie (2011), é recomendado para o tratamento da **tosse, dispneia, insuficiência cardíaca congestiva, lúpus, dor cervical, doença de disco intervertebral** e **paralisia facial**.

O Ponto **P9**, localizado próximo aos pontos da coluna cervical no anti-hélix, segundo o mapa ortopédico do próprio Dr. Petermann, corresponde ao ponto de **tonificação** do pulmão. Segundo Xie (2011) o **P9** na Acupuntura Sistêmica no cão corresponde ao ponto SHU (Riacho), ponto-mãe (tonificante) para o tratamento de **padrões de deficiência do Pulmão, tosse crônica, dispneia, latido fraco, dor na articulação** do carpo. O último ponto é o **P11**, que segundo Petermann corresponde à área da faringe, laringe e amídalas. É o **Ponto Mestre da Garganta**. Segundo Xie (2011) o **P11** sistêmico trata **desordens pulmonares, dispneia, tosse, alergias** (poeira e pólen), **secreção nasal, fadiga** e **perda da consciência**.

Figura 58 – Trajeto do Meridiano do Pulmão na aurícula canina, segundo Petermann (2007)

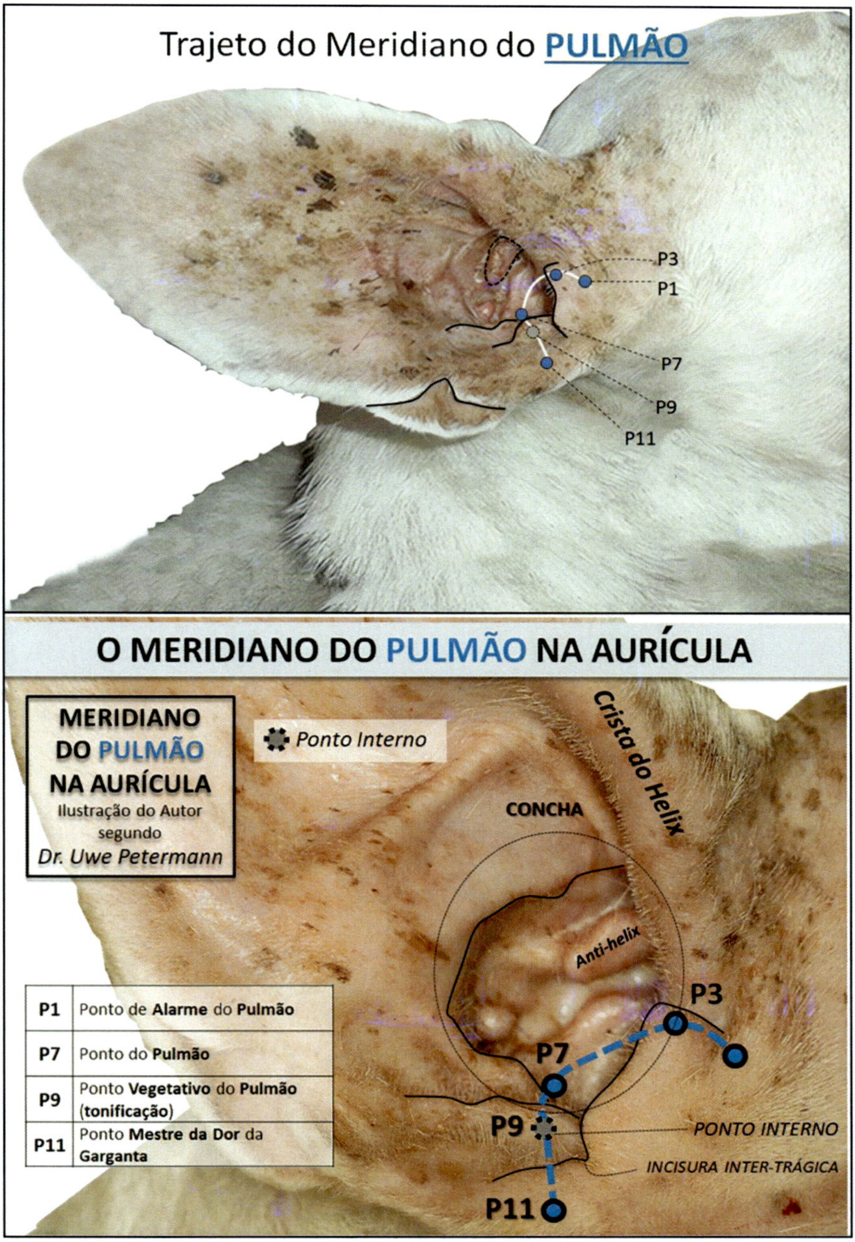

Fonte: ilustração do autor baseada nos Mapas de Petermann

O Meridiano do INTESTINO GROSSO na Acupuntura Auricular

O Meridiano do **IG**, segundo Petermann, começa na área de transição da Escafa no Lóbulo com o Ponto **IG1**, também conhecido como o **Ponto dos Dentes**.

Na **Acupuntura Auricular Chinesa** em humanos existem dois pontos associados aos Dentes, o ponto do Dente 1 e o 2; ambos têm ação idêntica. Trata **problemas na região dos dentes**, sendo utilizado, inclusive, para **anestesia dentária**.

Na **Acupuntura Auricular de Nogier** há um ponto chamado **Ponto da Maxila** que tem ação primária sobre a **maxila**, os **dentes** e a **articulação temporomandibular** (ATM) e ação secundária sobre os **membros superiores, bexiga, libido** e **extremidades**.

O ponto **IG1** na Acupuntura Sistêmica, segundo Xie (2011), é um ponto-poço indicado para o tratamento de **secreção nasal, dor no ombro** ou **claudicação, claudicação** do **membro torácico** e **faringite**.

O **IG4** está localizado na parte interna do antitrago, onde fica o **Ponto do Tálamo**, um ponto importante para **redução da dor**.

O último ponto, o **IG20**, também marcado no mapa da aurícula, é o Ponto do Nariz, ponto indicado para o tratamento de **sinusite**.

Figura 59 – *Trajeto do Meridiano do Intestino Grosso na aurícula canina, segundo Petermann (2007)*

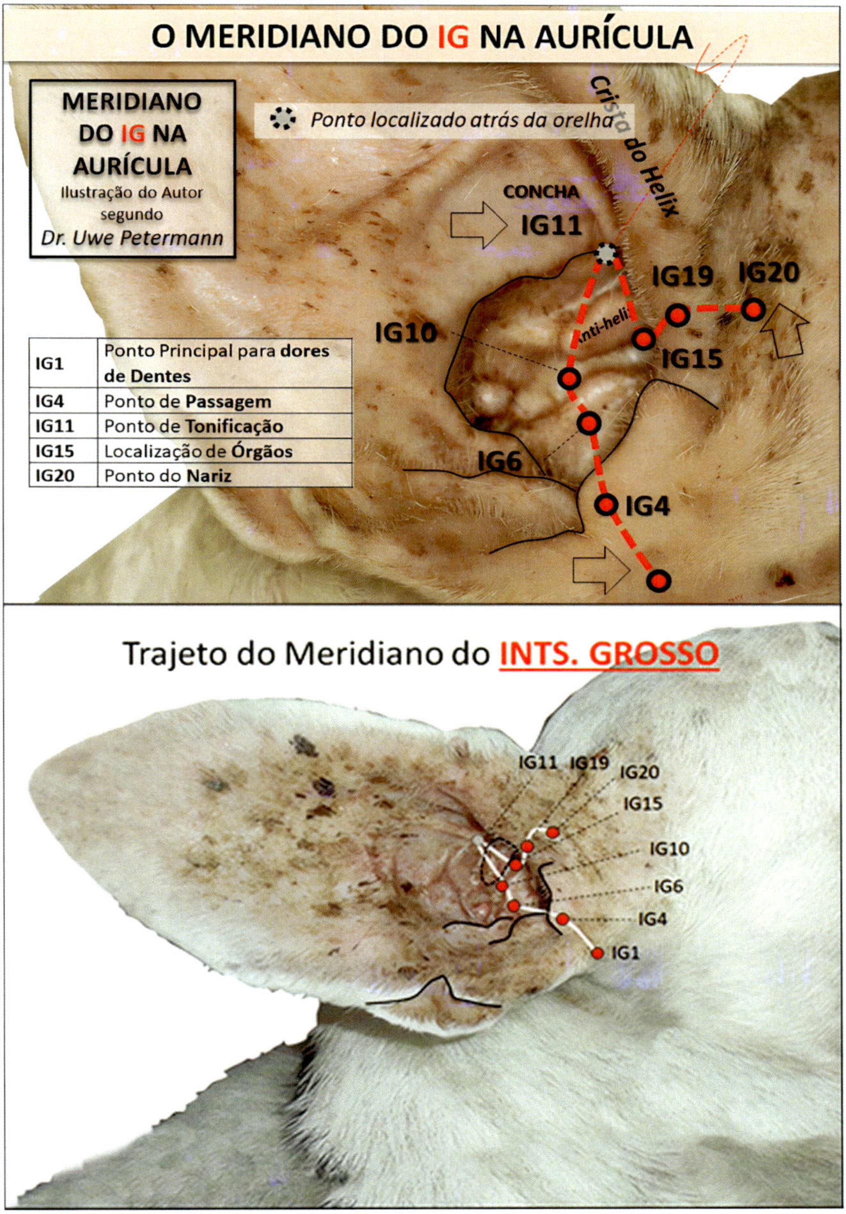

Fonte: ilustração do autor baseada nos Mapas de Petermann

O Meridiano do ESTÔMAGO na Acupuntura Auricular

O meridiano do **E** na aurícula é longo. Começa no brinco da orelha, bem acima da Glândula Parótida. O Ponto **IG1** ou **Ponto do Olho** na **Acupuntura Auricular Chinesa** é indicado para tratar problemas como irritação nos olhos, conjuntivite, olhos secos ou lacrimejantes e glaucoma. Os olhos são os órgãos dos sentidos do elemento madeira, cuja alteração *reflete desequilíbrio no Fígado e na Vesícula Biliar*.

Na **Acupuntura de Nogier** o ponto Mestre do Olho não diz respeito apenas à estrutura do órgão sensorial, mas também ao olhar da mente. Ele considera esse ponto como **Mestre do Psiquismo**, recomendando sua utilização para tratar **conjuntivite** e **estrabismo**, além de **claustrofobia** e **vertigem**. Esse ponto é indicado em protocolos com outros pontos para o tratamento de: **olho** e **retina**, **cristalino**, **dor ocular**, **glaucoma**, **inflamação**, **alergia**, **estado depressivo**, **angústia** e **problemas relacionados ao sono**.

Xie (2011) recomenda o **IG1** (ponto-poço) na Acupuntura Sistêmica para o tratamento de **secreção nasal**, **dor no ombro**, **claudicação do membro toráxico** e **faringite**.

***Figura 60** – Trajeto do Meridiano do Estômago na aurícula canina, segundo Petermann (2007)*

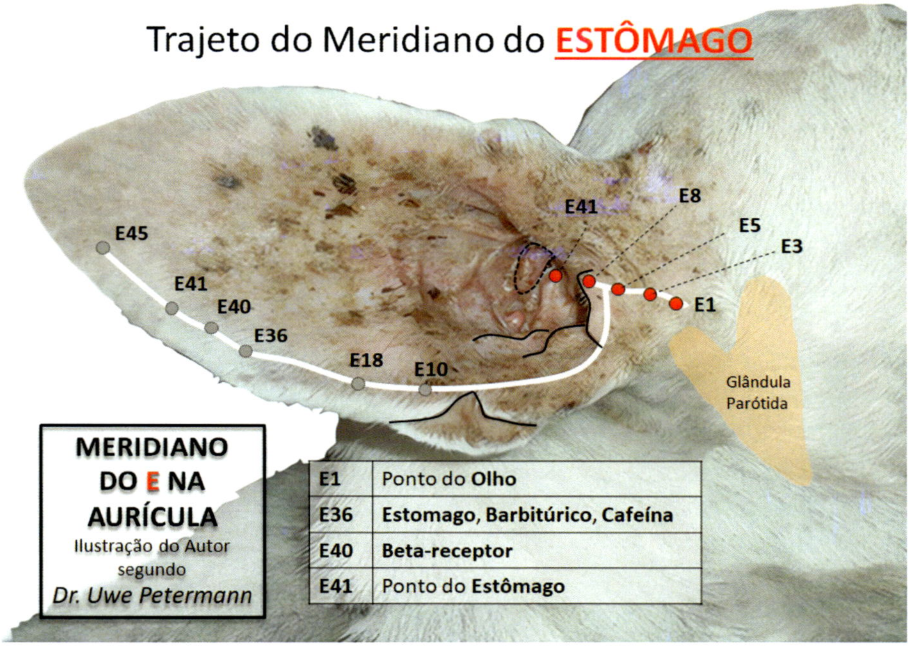

E1	Ponto do **Olho**
E36	**Estomago, Barbitúrico, Cafeína**
E40	**Beta-receptor**
E41	Ponto do **Estômago**

Fonte: ilustração do autor baseada nos Mapas de Petermann

O Meridiano do BAÇO-PÂNCREAS na Acupuntura Auricular

O primeiro ponto é o **BP1**, logo abaixo do ápice da orelha. Daí faz uma longa descida até o **BP2** (Baço no lado esquerdo e Pâncreas no lado direito).

O **BP4**, localizado no Trago, é chamado **Ponto do Interferon** e estimula a **imunidade**. Segundo **Xie** (2011), na Acupuntura Sistêmica do cão, é utilizado para tratar **gastralgia**, **dor abdominal**, **diarreia** e **vômito**.

BP5 é chamado **Ponto do Ovário**. Na *Aurículo Chinesa* o Ponto do Ovário/Testículo é indicado para todos os **distúrbios que envolvem a região** e na Acupuntura Sistêmica, segundo Xie (2011), trata **dor abdominal, diarreia, constipação, icterícia, dor no tarso, desordens mentais-emocionais**.

O **BP6** é o **Ponto do Útero**. Na **Aurículo Chinesa** as indicações para humanos são tratar **menstruação irregular, amenorreia, dismenorreia, endometriose, esterilidade, impotência, frigidez**. E na **Acupuntura Sistêmica** no cão, segundo Xie (2011, p. 152), esse ponto é conhecido como *"Mestre do abdômen caudal e trato urogenital*; ponto de encontro dos canais do BP, F e R e contraindicado na gestação, atribuindo a ele a tonificação do sangue (Yin), diarreia, secreção genital, auxiliar do parto, infertilidade, paresia ou paralisia de membros pélvicos, impotência, ciclo estral anormal, hérnia, incontinência urinária, desordens do sono, deficiência do Yin".

Figura 61 – *Trajeto do Meridiano do Baço-Pâncreas na aurícula canina, segundo Petermann (2007)*

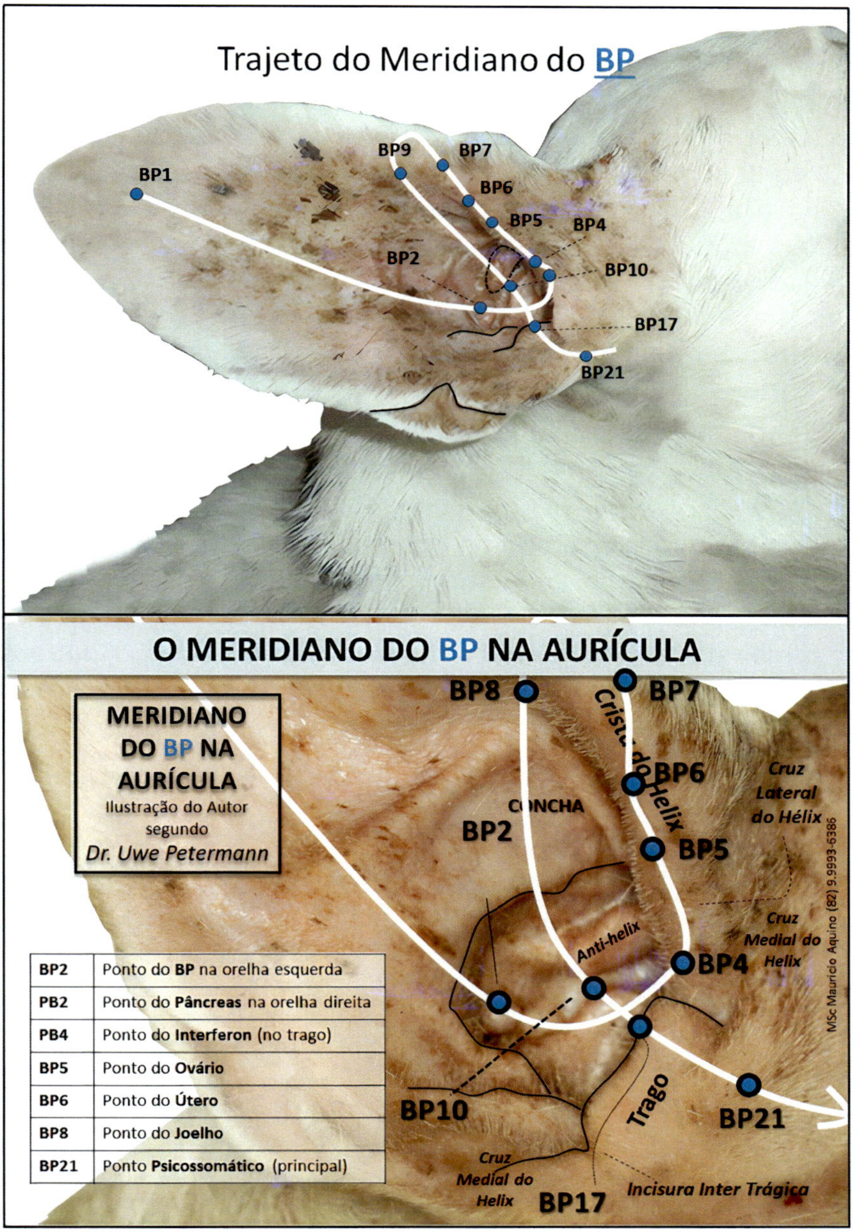

Fonte: ilustração do autor baseada nos Mapas de Petermann

O Meridiano do CORAÇÃO na Acupuntura Auricular

O Meridiano do **C** é pequeno e começa na parte de trás do pavilhão, na área concava (**C1**, **C2**, **C3**) em cinza na ilustração (Figura. 66).

O **C3** é chamado de Ponto Motor do Coração, que estimula a musculatura cardíaca. Segundo a *Acupuntura de Nogier* a estimulação desse ponto em humanos auxilia na *circulação* e na *vagotonia* (termo utilizado para descrever um estado de *hiperatividade do nervo vago*, que é responsável por regular diversas funções do corpo, como a *frequência cardíaca*, a *digestão* e a *respiração*). *Xie (2011)* recomenda a estimulação desse ponto em cães na *Acupuntura Sistêmica* para *dores no cotovelo*, *tórax*, *coração* e *distúrbios do shen*.

O **C4** é conhecido como o ponto sensitivo do coração. O seu correspondente sistêmico, segundo Xie (2011), trata *distúrbio do shen*, *desordens do sono*, *ansiedade*, *inquietação*.

O **C9** é conhecido como o *Ponto da Alegria* e, no humano, tanto na *Aurícula de Nogier* como na *Chinesa*, fica no lóbulo da orelha, próximo ao **C9** no cão. Já o seu correspondente na *Acupuntura Sistêmica*, segundo Xie (2011), corresponde a um ponto-poço, utilizado também para *padrões de deficiência*, além de *coma*, *doenças febris*, *distúrbios do shen*, *dor torácica*, *dor no ombro*, *claudicação do membro torácico*, *arritmias cardíacas*.

Figura 62 – Trajeto do Meridiano do Coração na aurícula canina, segundo Petermann (2007)

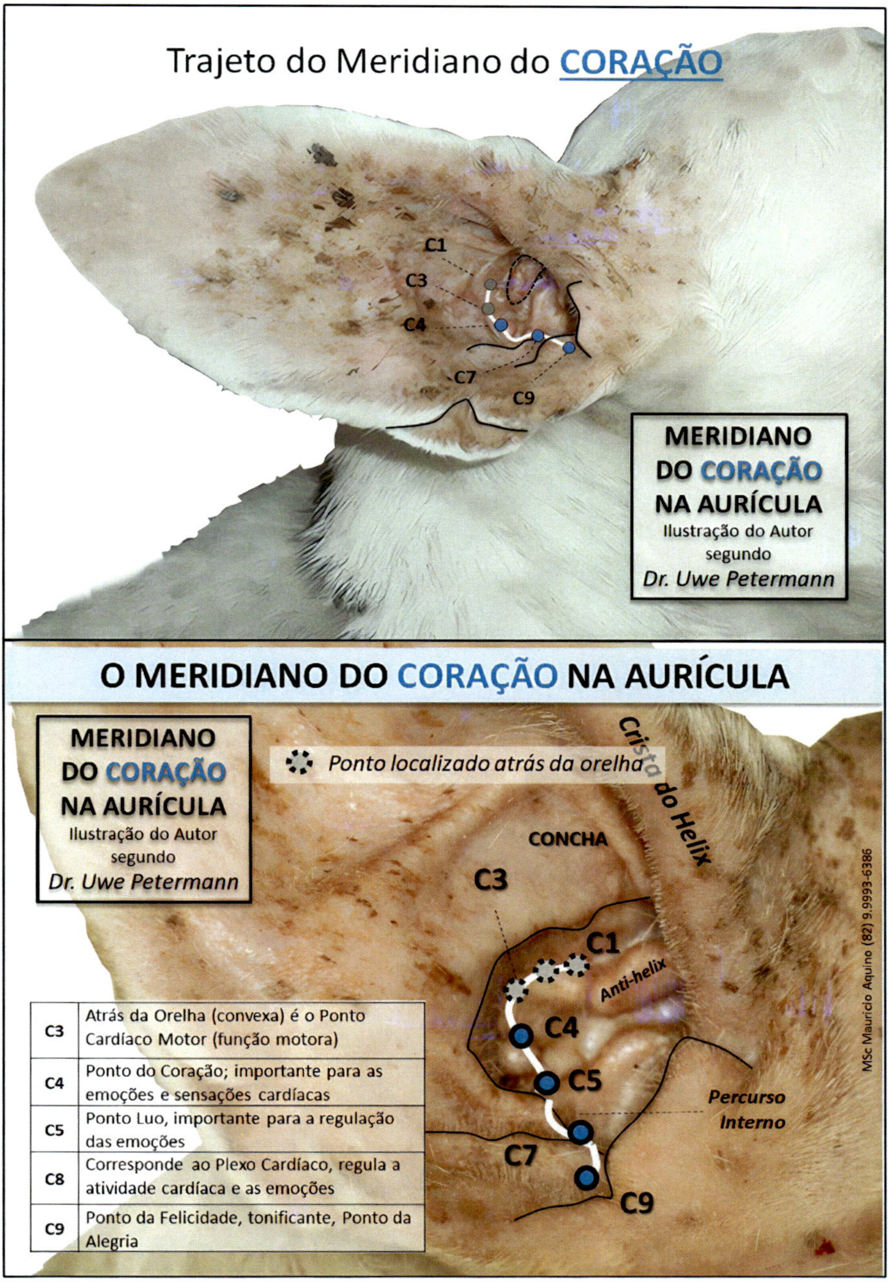

Fonte: ilustração do autor baseada nos Mapas de Petermann

O Meridiano do INTESTINO DELGADO na Acupuntura Auricular

O Meridiano do **ID** é um importante canal de energia que percorre a área posterior (côncava) da orelha, iniciando na transição entre a orelha e a cabeça. Ao longo desse meridiano, encontramos diversos pontos de Acupuntura com funções específicas.

O Ponto **ID3**, segundo Petermann (2007), é um *Ponto de Influência contra Espasmos*. Sua estimulação pode auxiliar no alívio de contrações musculares involuntárias. O seu correspondente na Acupuntura Sistêmica, segundo Xie (2011), está associado ao tratamento da *dor cervical*, *doença do disco intervertebral*, *dor toracolombar*, *dor no ombro*, *faringite*, *epilepsia*, *manias*.

ID8 está localizado próximo ao Ponto Muscular do Cotovelo, sendo útil para tratar questões relacionadas a essa articulação. **ID9** e **ID10**, situados perto do Ponto Muscular do Ombro, são benéficos para o tratamento de dores e disfunções nessa região.

ID18, o Ponto de Reunião do Yang dos Membros Dianteiros, é importante para harmonizar a energia Yang nos membros anteriores.

O Meridiano do **ID** desempenha um papel fundamental na regulação do fluxo energético no corpo, e a estimulação adequada dos seus pontos de Acupuntura pode proporcionar *alívio de dores*, *melhora na função das articulações* e *equilíbrio energético geral*.

Figura 63 – *Trajeto do Meridiano do Intestino Delgado na aurícula canina, segundo Petermann (2007)*

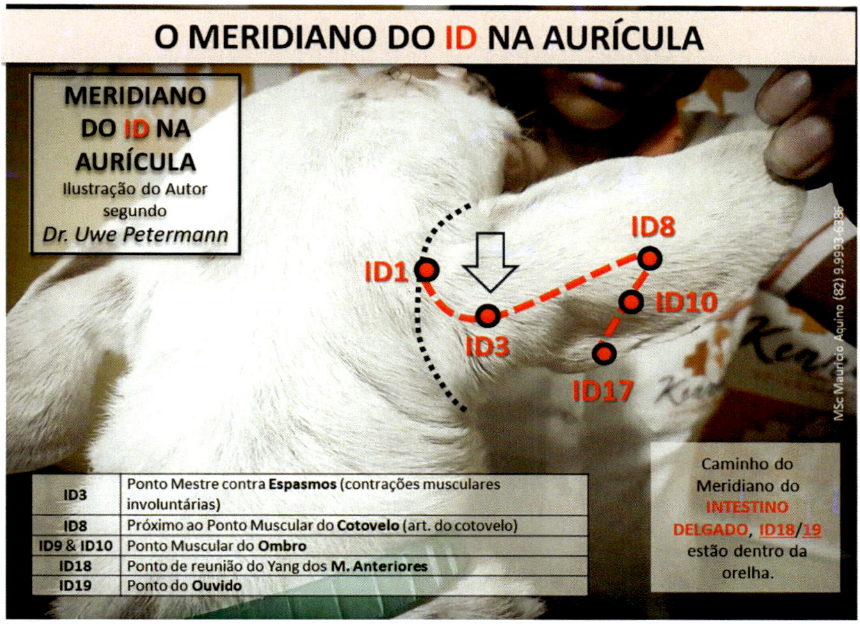

Fonte: ilustração do autor baseada nos Mapas de Petermann

O Meridiano da BEXIGA na Acupuntura Auricular

O meridiano da Bexiga é um dos doze meridianos principais na Acupuntura, desempenhando um papel essencial na Medicina Tradicional Chinesa (MTC). Esse meridiano é o mais longo do corpo humano, contendo 67 pontos de Acupuntura que se estendem da cabeça aos pés. Nos cães, esse meridiano possui as mesmas características e o mesmo número de pontos.

O Ponto **B31** tem as mesmas indicações do BP6, tratar problemas relacionados ao útero. Segundo Xie (2011), na Acupuntura Sistêmica do cão, o **B31** é indicado para **testículo retido, incontinência urinária, atonia vesical, paresia ou paralisia de membros pélvicos**.

B40 é o Ponto da Histamina, segundo Petermann (2007). O ponto da Histamina na Acupuntura Auricular é uma ferramenta valiosa para o tratamento de **condições alérgicas** e **inflamatórias**.

Os pontos auriculares **B41** a **B54** estão distribuídos na parte convexa e posterior da orelha; segundo Petermann (2007, p. 186), na "área dos pontos motores da coluna vertebral que estão fora da orelha, em oposição aos pontos vertebrais internos".

O Ponto **B67** é o Ponto Tonificante e **Ponto da Bexiga**, localizado na Concha. Na **Aurícula Chinesa** o **Ponto da Bexiga** é indicado para o tratamento de **cistite, enurese, incontinência urinária, ciúmes** e **possessividade**. Na **Acupuntura Sistêmica** canina, de acordo com Xie (2011), sua indicação é para padrões de deficiência da Bexiga, **congestão e secreção nasal, epistaxe, desordens oculares, distocia** (contraindicado durante a gestação).

Figura 64 *– Trajeto do Meridiano da Bexiga na aurícula canina, segundo Petermann (2007)*

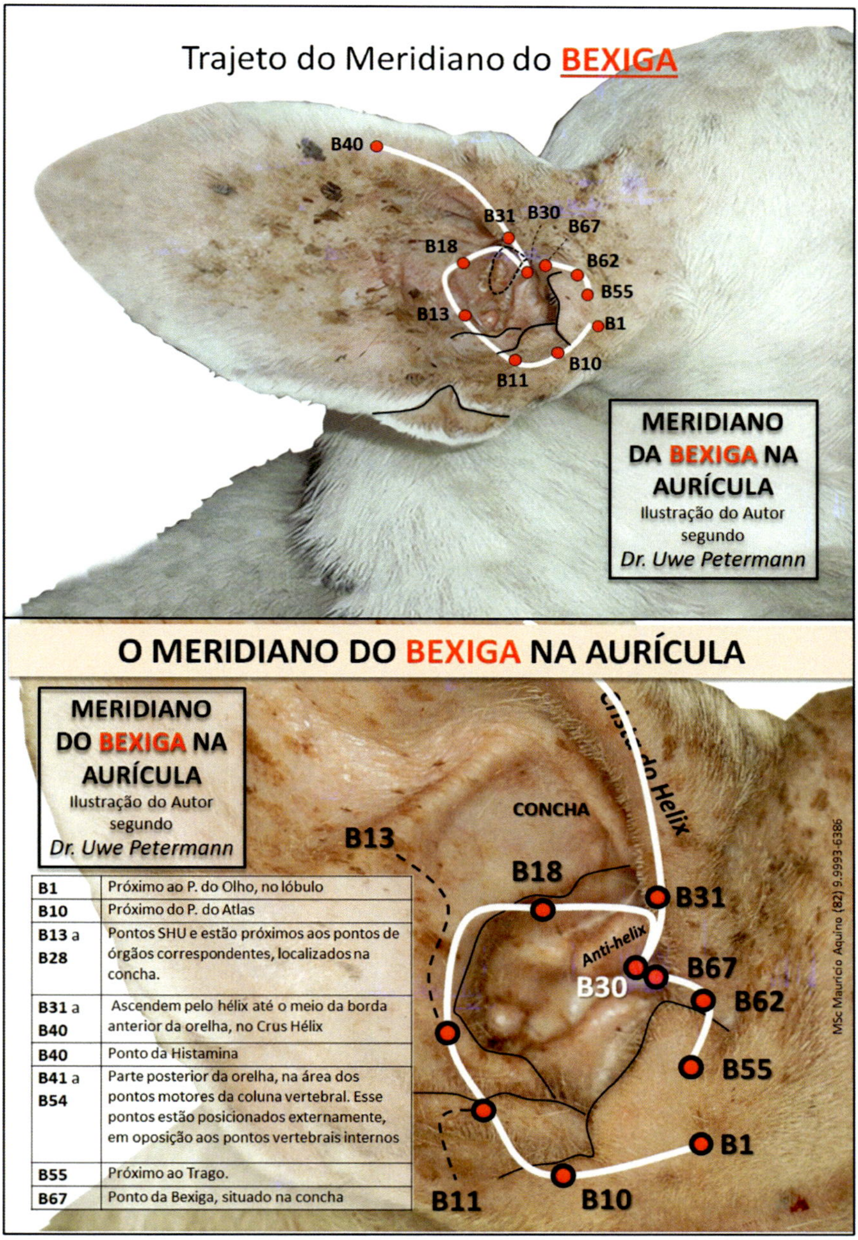

B1	Próximo ao P. do Olho, no lóbulo
B10	Próximo do P. do Atlas
B13 a **B28**	Pontos SHU e estão próximos aos pontos de órgãos correspondentes, localizados na concha.
B31 a **B40**	Ascendem pelo hélix até o meio da borda anterior da orelha, no Crus Hélix
B40	Ponto da Histamina
B41 a **B54**	Parte posterior da orelha, na área dos pontos motores da coluna vertebral. Esse pontos estão posicionados externamente, em oposição aos pontos vertebrais internos
B55	Próximo ao Trago.
B67	Ponto da Bexiga, situado na concha

Fonte: ilustração do autor baseada nos Mapas de Petermann

O Meridiano do RIM na Acupuntura Auricular

O Meridiano do Rim percorre tanto a face côncava anterior quanto a face convexa posterior da orelha.

O Ponto **R3**, o **Ponto Mestre** contra **Inflamações**, de acordo com Xie (2011), na Acupuntura Sistêmica do cão trata **doenças renais, disúria, diabetes melito, ciclo estral anormal, infertilidade, impotência, faringite, odontalgia, doença do disco intervertebral toracolombar, otite, disfunção auditiva**.

O Ponto **R6** é conhecido como **Diazepam**. O Ponto **Diazepam** na Auriculoterapia é uma adição moderna às práticas tradicionais, oferecendo uma abordagem eficaz para o tratamento de condições relacionadas ao estresse, ansiedade e insônia. Embora não faça parte das escolas tradicionais de Nogier ou da Auriculoterapia Chinesa, sua utilização pode proporcionar alívio significativo para pacientes que sofrem de distúrbios emocionais e de sono. O Ponto **R6** na Acupuntura Sistêmica, segundo Xie (2011), trata **disúria, constipação, epilepsia, faringite, ciclo estral anormal, desordens do sono**.

Figura 65 – *Trajeto do Meridiano do Rim na aurícula canina, segundo Petermann (2007)*

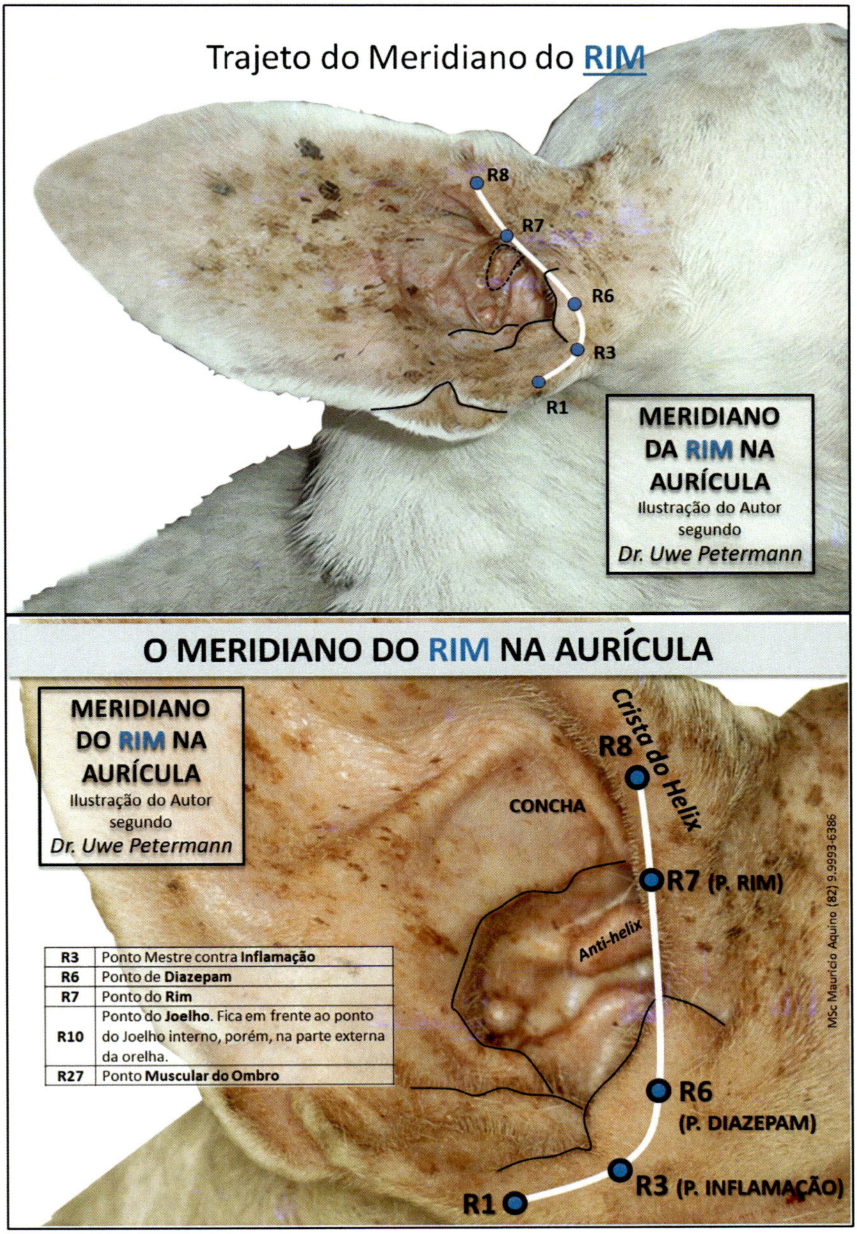

Fonte: ilustração do autor baseada nos Mapas de Petermann

Figura 66 – Trajeto do Meridiano do Rim na aurícula canina, segundo Petermann (2007)

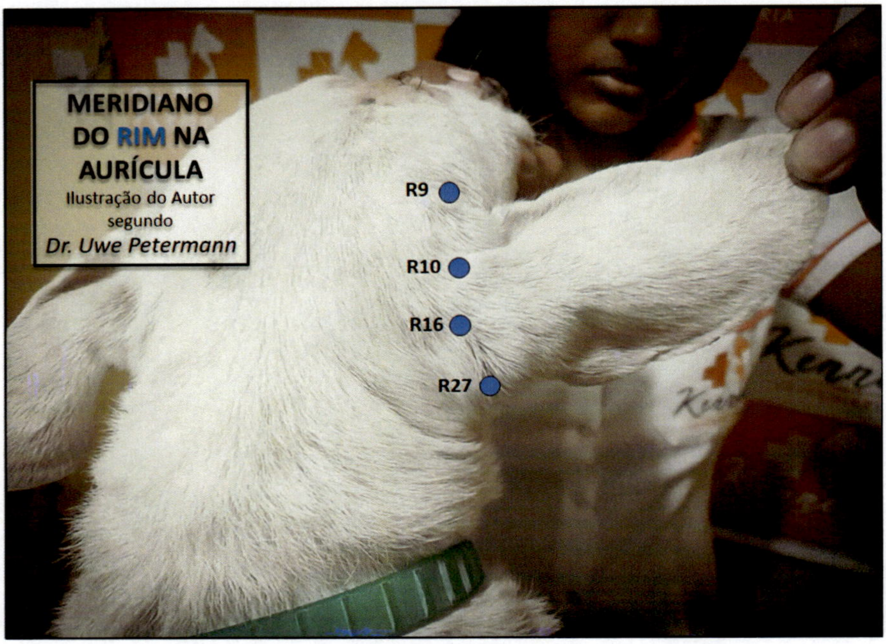

Fonte: ilustração do autor baseada nos Mapas de Petermann

O Meridiano do PERICÁRDIO na Acupuntura Auricular

O Meridiano do **PC** é pequeno em relação aos demais. Na tabela do Dr. Petermann ele só comenta sobre o **PC6**, que "está na ponta do gânglio Stellatum". Nos humanos esse ponto é atribuído às fibras simpáticas do coração, pulmão, esôfago, estômago, vesícula biliar, fígado, intestino grosso e delgado. Segundo Xie (2011) o **PC6** sistêmico no cão é o **Mestre do tórax** e **abdômen cranial**, recomendado para tratar **distúrbios do shen**, **ansiedade**, **desordens do sono**, **vento interno**, **epilepsia**, **vômito**, **náuseas**, **vertigem**, **desordens vestibulares**, **dor torácica**, **arritmias cardíacas**, **paresia ou paralisia dos membros torácicos**.

O **PC9** fica no ponto auditivo da medula da glândula adrenal (humanos); por conta disso, Petermann (2007) "pressupõe que tenha as mesmas relações também nos animais". Xie (2011) indica esse ponto na Acupuntura Sistêmica do cão como um **ponto de tonificação** para **padrões de deficiência**, **hiperatividade**, **distúrbios do shen**, **choque** e **coma**.

Figura 67 – *Trajeto do Meridiano do Pericárdio na aurícula canina, segundo Petermann (2007)*

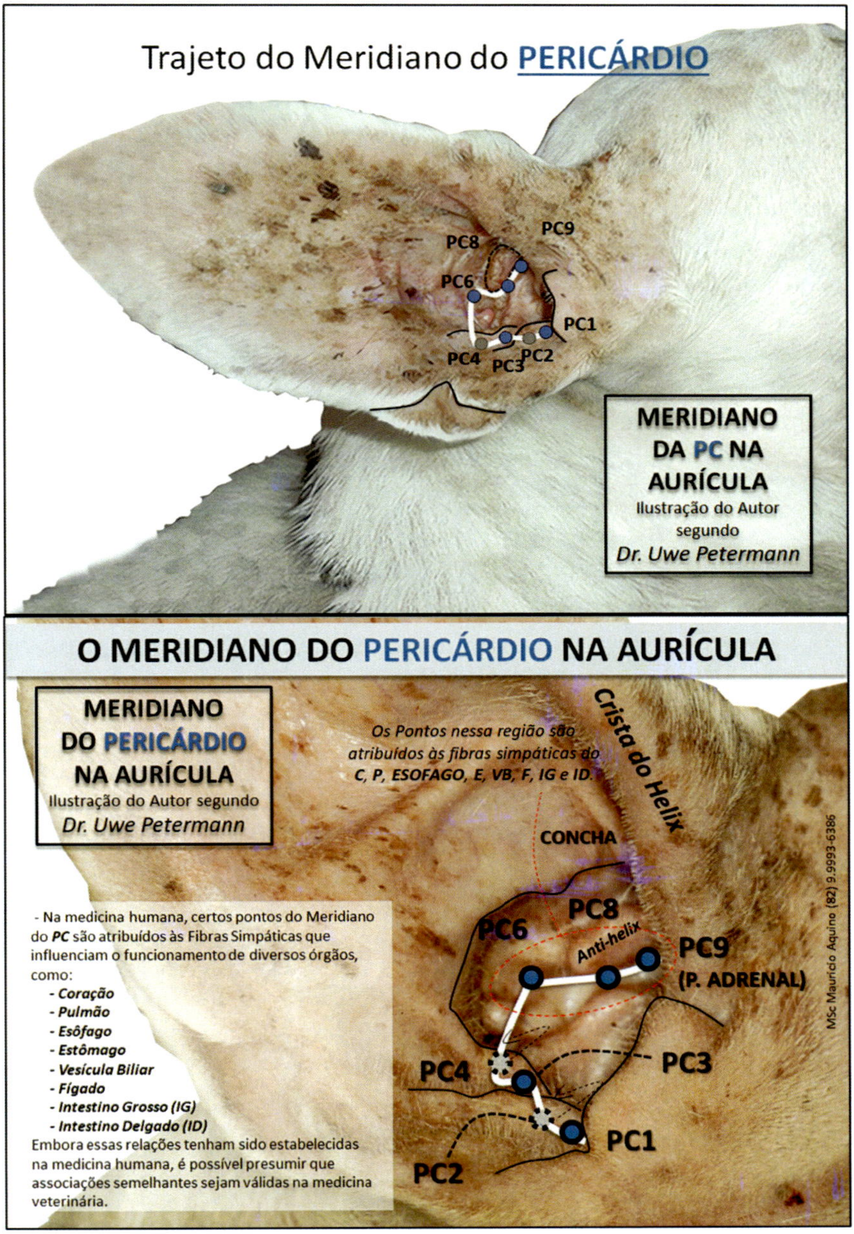

Fonte: *ilustração do autor baseada nos Mapas de Petermann*

O Meridiano do TRIPLO AQUECEDOR na Acupuntura Auricular

O Meridiano do **TA** começa na face convexa posterior da orelha.

O Ponto **TA3** é considerado, segundo Petermann (2007), como **Ponto do Córtex da Glândula Adrenal**. No homem, o Ponto Adrenal ou Suprarrenal, na Escola de Nogier, exerce um efeito anti-inflamatório através da produção de cortisol. Esse efeito é utilizado no tratamento de **inflamações crônicas**, como **bronquite, artrites, tendinites** e **bursites**, além de ser eficaz contra **alergias**, incluindo **asma** e **alergias de pele**, e no alívio de **dores causadas por artroses**. Na Aurículo Chinesa é conhecido como um ponto **antialérgico, anti-inflamatório**, atuando também sobre **febre, medo** e **síndrome do pânico**. Conforme Xie (2011), é considerado um ponto para **tonificação para padrões de deficiência, otite, disfunção auditiva, febre, dor na articulação metacarpofalangeana, paresia ou paralisia dos membros torácicos**.

O **TA4** corresponde, segundo Petermann (2007), ao **Ponto do Pâncreas Endócrino** e sua função é auxiliar no controle da diabetes. O Ponto do Pâncreas está localizado na orelha **esquerda**. Na Escola de Nogier é utilizado para tratar a **diabetes, compulsão por doces** (utilizado para o tratamento da obesidade), **digestão lenta, pancreatiate** e **hipoglicemia**. Na Acupuntura Sistêmica do cão, o **TA4** trata **dor ou injúria do carpo, faringite, diabetes melito**.

O **TA5** é o **Ponto do Timo**. Na Escola de Nogier o Ponto do Timo é usado para fortalecer o **sistema imunológico**, para o **tratamento de doenças autoimunes, equilíbrio emocional, alergias, inflamações** e **cansaço**. Segundo Xie (2011) esse ponto na Acupuntura Sistêmica do cão, é usado para tratar a **deficiência de Wei Qi, claudicação dos membros torácicos, paresia ou paralisia dos membros torácicos, febre, conjuntivite, otite, dor cervical, doença do disco intervertebral, dor no carpo**.

O **TA7** é o Ponto da Glândula Paratireoide. Na Escola de Nogier o ponto é recomendado para tratar **hipo** ou **hipertiroidismo, obesidade** (se for associado aos distúrbios hormonais da glândula), **bócio, tireoidite** e **cistos em hipófise**. Xie (2011) relata o seu uso na Acupuntura Sistêmica para o tratamento de disfunções auditivas, paresia ou paralisia dos membros toráxicos.

O **TA21** é conhecido como o **Portão da Orelha**, o ponto da orelha na orelha.

Figura 68 – *Trajeto do Meridiano do Triplo Aquecedor na aurícula canina, segundo Petermann (2007)*

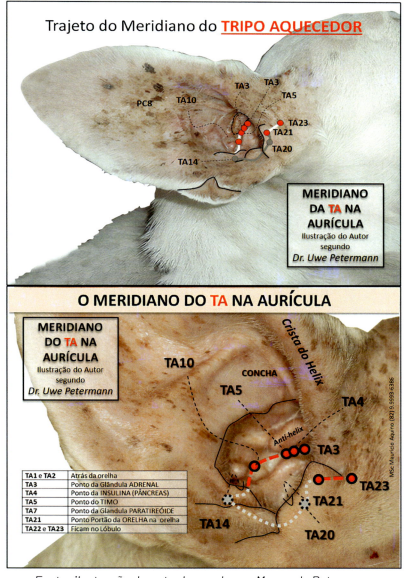

Fonte: ilustração do autor baseada nos Mapas de Petermann

O Meridiano da VESÍCULA BILIAR na Acupuntura Auricular

O ponto **VB1**, conforme descrito por Petermann (2007), localiza-se no lóbulo da orelha, especificamente no **Ponto do Olho**. Na Auriculoterapia de Nogier, o **Ponto do Olho** também se encontra no lóbulo e não está restrito apenas ao órgão sensorial homônimo. Nogier referia-se a ele como **Mestre do Psiquismo**, recomendando-o para o tratamento de problemas oculares como **conjuntivite** e **estrabismo**, além de condições como **claustrofobia**, **hidrofobia** e **vertigem**. Na Auriculoterapia Chinesa, a localização permanece a mesma, sendo indicado para **irritações oculares**, **olhos secos** ou **lacrimejantes** e **glaucoma**. Os olhos, como órgãos dos sentidos, estão associados ao elemento **madeira**, e problemas oculares indicam um desequilíbrio no **Fígado** e na **Vesícula Biliar**. De acordo com Xie (2011), o **VB1** na Acupuntura Sistêmica no cão está situado no canto lateral do olho, sendo um ponto de intersecção dos Meridianos do Triplo Aquecedor (TA), Vesícula Biliar (VB) e Intestino Delgado (ID), e é utilizado para tratar **problemas oftálmicos** e **doenças respiratórias**.

VB41 é o **Ponto da Prostaglandina**, mais uma inovação moderna, e pode ser encontrado em mapas de auriculoterapia que buscam integrar a ciência ocidental com práticas tradicionais. Ele não é parte dos mapas originais de Nogier nem dos mapas clássicos chineses. Esse ponto é utilizado principalmente para **modular respostas inflamatórias e de dor**, aproveitando o conhecimento moderno sobre prostaglandinas e suas funções no corpo humano. O **VB41**, segundo Xie (2011), é utilizado para tratar "**dor** e **tendinite no metatarso**, **incontinência urinária**, **ciclo estral irregular**, **desordens oftálmicas**, **disfunção audititiva**, mastite, **dor costal lateral**, **dor no quadril**, **dor na superfície lateral do membro pélvico**".

ACUPUNTURA PRÁTICA VETERINÁRIA: ACUPUNTURA AURICULAR EM CÃES E GATOS

Figura 69 – Trajeto do Meridiano da Vesícula Biliar na aurícula canina, segundo Petermann (2007)

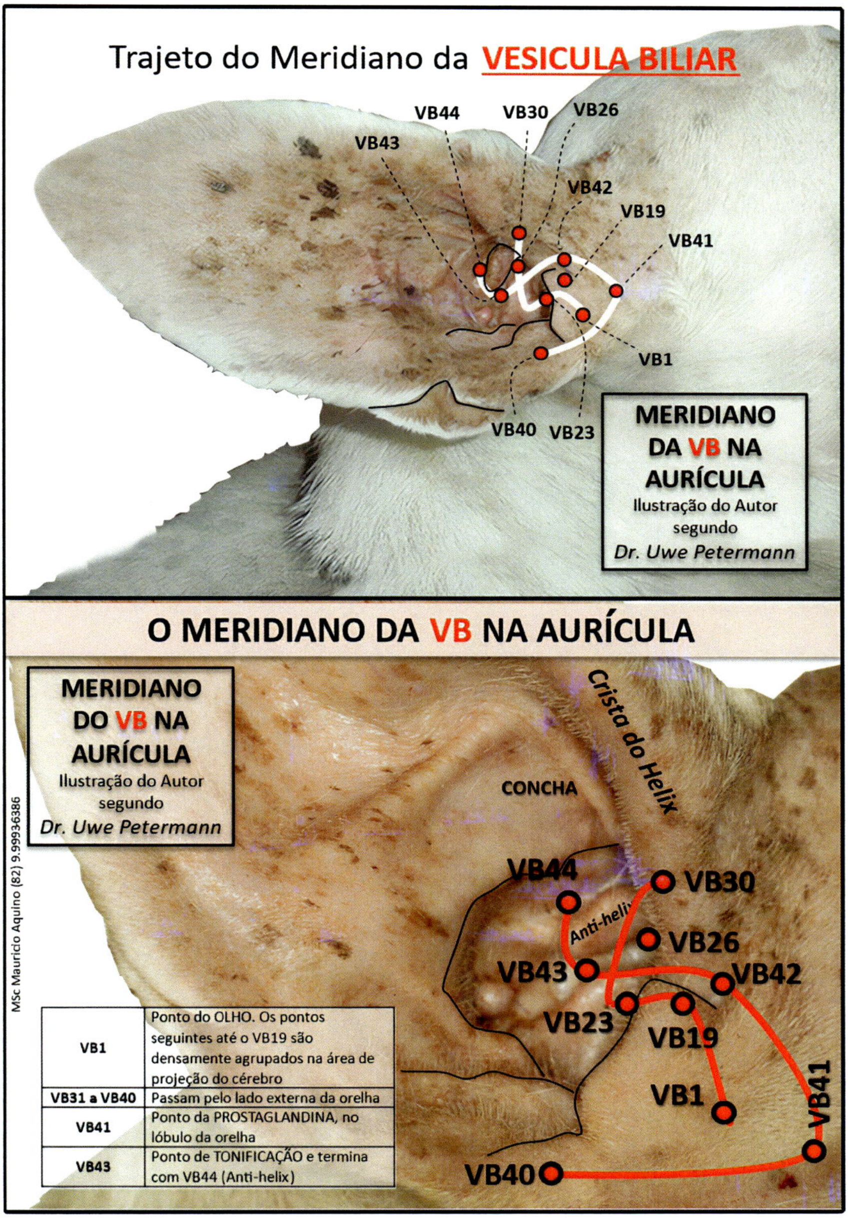

Fonte: ilustração do autor baseada nos Mapas de Petermann

Figura 70 – *Trajeto do Meridiano da Vesícula Biliar na aurícula canina, segundo Petermann (2007)*

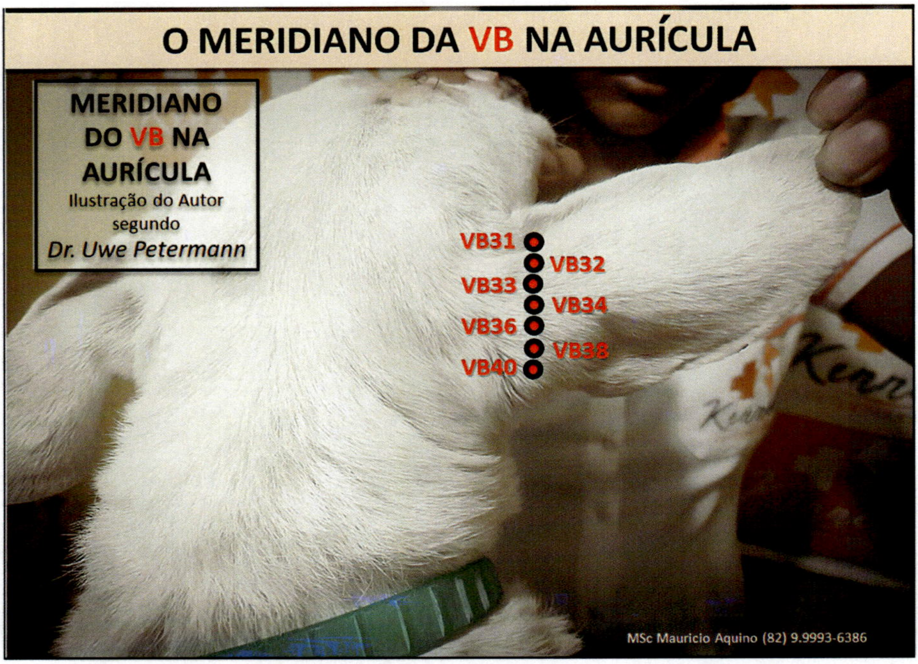

Fonte: ilustração do autor baseada nos Mapas de Petermann

O Meridiano do FÍGADO na Acupuntura Auricular

Segundo Petermann (2007), o Ponto **F1** se inicia pouco abaixo da ponta da orelha sobre a Escafa. O **F2** é o **Ponto Vegetativo do Fígado**, também conhecido como o **Ponto contra a Agressão**. Segundo Xie (2011) na Acupuntura Sistêmica do cão esse ponto é responsável, como ponto-filho, por tratar **Padrões de Excesso, ascensão do Yang do fígado**, **desordens oftálmicas**, **ciclo estral irregular**, **calor no sangue**, **sangramento devido a doenças febris**.

O **F3** é conhecido como o **Ponto da Raiva**. Segundo Xie (2011), na Acupuntura Sistêmica do cão ele é responsável pelo tratamento de **desordens do Fígado e da Vesícula Biliar**, **desordens gastrointestinais**, distúrbios urogenitais, **ciclo estral anormal**, **paresia ou paralisia dos membros pélvicos**, condições de **dor generalizada**.

O **F8** é o ***Ponto do Fígado*** na orelha. Na Escola de Nogier, esse ponto está localizado apenas na orelha direita e é utilizado para o tratamento de **hepatite**, ***cirrose***, ***esteatose hepática***, **hiperco-lesterolemia** e para ***desintoxicação em casos de vícios*** como ***tabagismo***, uso de ***drogas***, ***alcoolismo***, além de ***intoxicação alimentar e medicamentosa***.

F13 é o ***Ponto do ACTH*** (Pituitária) na Escola de Nogier, utilizado para a ***regulação hormonal***, ***redução do estresse***, tratamento de ***doenças endócrinas***, melhora do ***sistema imunológico*** e controle da ***inflamação***. O ponto **F13** na Acupuntura Sistêmica do cão, segundo Xie (2011), é chamado de Ponto dos Órgãos (ponto de influência dos órgãos Zang), ***ponto-alarme do BP***, ponto de intersecção dos meridianos do ***F*** e ***VB***, ***dor abdominal***, ***diarreia***, ***massa abdominal***, ***dor muscular generalizada***, ***agitação*** e ***raiva***.

Figura 71 – *Trajeto do Meridiano do Fígado na aurícula canina, segundo Petermann (2007)*

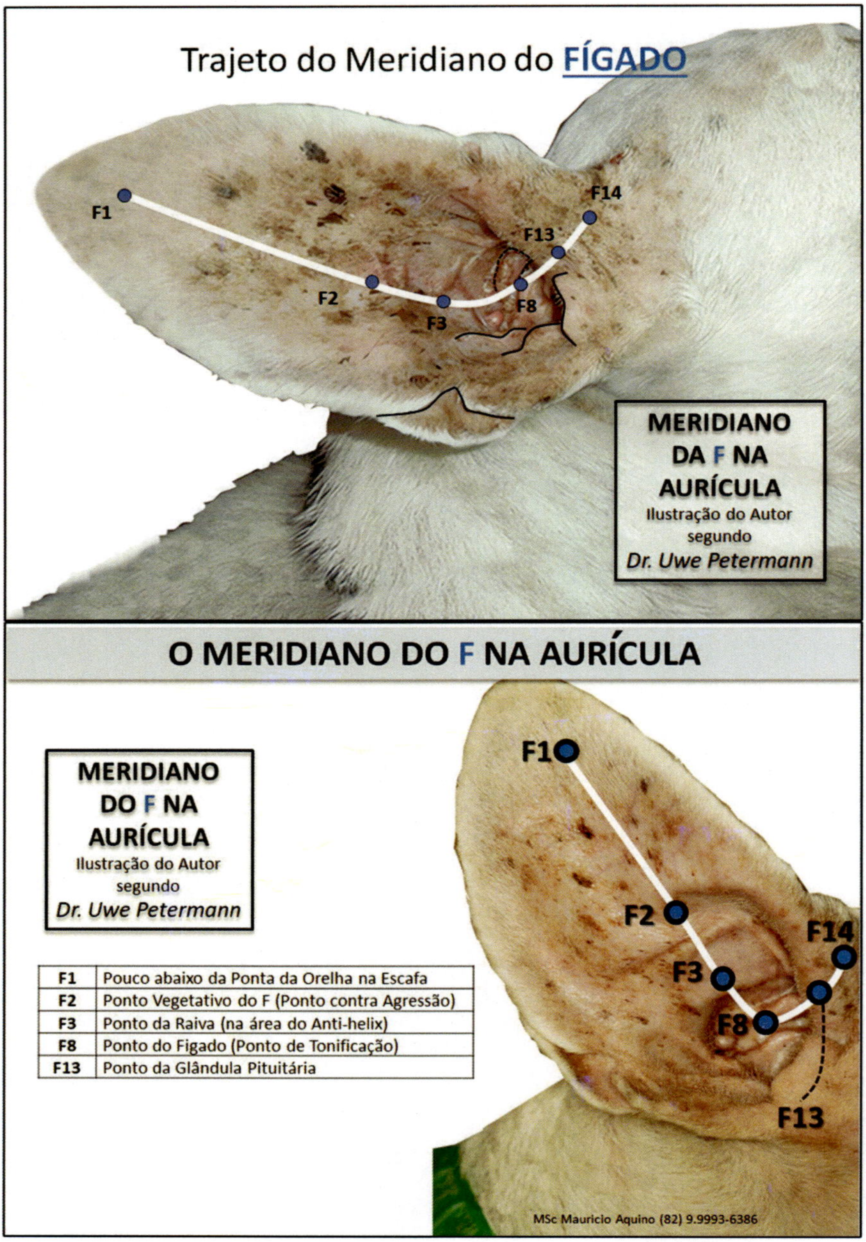

Fonte: ilustração do autor baseada nos Mapas de Petermann

O Meridiano do VASO GOVERNADOR na Acupuntura Auricular

Em relação ao Meridiano do Vaso Governador, Petermann (2007) apenas menciona que seu trajeto se inicia na parte posterior convexa da orelha e que, a partir do **VG14**, seu trajeto inicia-se na parte côncava anterior do pavilhão.

Figura 72 – Trajeto do Meridiano do Vaso Governador na aurícula canina, segundo Petermann (2007)

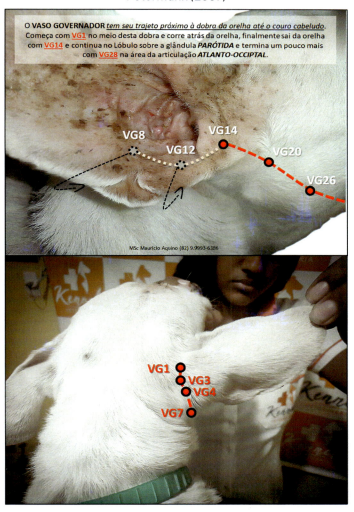

Fonte: ilustração do autor baseada nos Mapas de Petermann

O Meridiano do VASO CONCEPÇÃO na Acupuntura Auricular

O **VC** também inicia na parte posterior da orelha. O VC4, na parte externa, está na mesma localização do Ponto da Histamina na parte interna.

O **Ponto VC8** é conhecido como **Ponto do Umbigo** ou **Ponto Zero**. Na Escola de Nogier, o **Ponto Zero** tem **Ação Psicossomática**. Na Acupuntura Sistêmica do cão, segundo Xie, o **VC8** é utilizado para tratar **fadiga crônica** e **doença intestinal inflamatória**.

O Ponto **VC12** é o ponto **Mestre do Estômago** na aurícula, segundo Petermann (2007). Para a Escola de Nogier, o **Ponto do Estômago** auxilia no controle da **obesidade**, pois **contrai** o estômago **diminuindo a fome** e, secundariamente, age sobre a **emotividade**. Segundo Xie (2011) na Acupuntura Sistêmica esse ponto é o ponto de **Alarme do Estômago**, **ponto de influência dos órgãos FU**, ponto de intersecção dos Meridianos do **VC**, **ID**, **TA** e **E**, sendo recomendado para **ulcera gástrica**, **desordem no Fígado**, **diarreia**, **icterícia**, **vômitos**, **doença intestinal inflamatória**, **fraqueza generalizada** e **anorexia**.

O **VC17** é o **Ponto Lexotan**, o principal ponto **psicossomático** no lóbulo, utilizado principalmente para **redução da Ansiedade**, **controle do estresse** e **melhora da qualidade do Sono**.

***Figura 73** – Trajeto do Meridiano da Vesícula Biliar na aurícula canina, segundo Petermann (2007)*

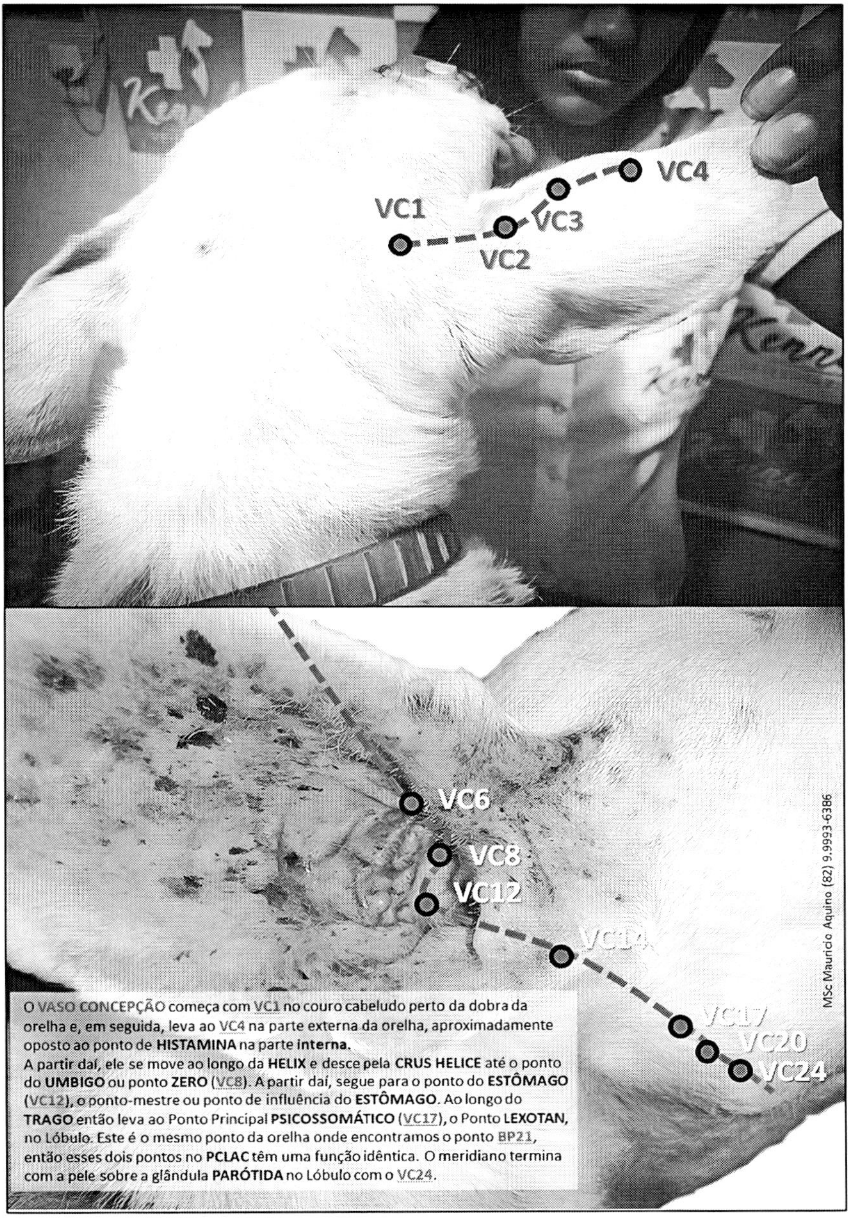
VC1
VC2
VC3
VC4
VC6
VC8
VC12
VC14
VC17
VC20
VC24
MSc Maurício Aquino (82) 9.9993-6386
O VASO CONCEPÇÃO começa com VC1 no couro cabeludo perto da dobra da orelha e, em seguida, leva ao VC4 na parte externa da orelha, aproximadamente oposto ao ponto de HISTAMINA na parte interna.
A partir daí, ele se move ao longo da HELIX e desce pela CRUS HELICE até o ponto do UMBIGO ou ponto ZERO (VC8). A partir daí, segue para o ponto do ESTÔMAGO (VC12), o ponto-mestre ou ponto de influência do ESTÔMAGO. Ao longo do TRAGO então leva ao Ponto Principal PSICOSSOMÁTICO (VC17), o Ponto LEXOTAN, no Lóbulo. Este é o mesmo ponto da orelha onde encontramos o ponto BP21, então esses dois pontos no PCLAC têm uma função idêntica. O meridiano termina com a pele sobre a glândula PARÓTIDA no Lóbulo com o VC24.

Fonte: ilustração do autor baseada nos Mapas de Petermann

CAPÍTULO 11

EXEMPLOS DE TRATAMENTOS

EPILEPSIA CANINA

Figura 74 – Tratamento de Acupuntura para Epilepsia Canina Idiopática

An Auricular Acupuncture Treatment for Idiopathic Canine Epilepsy: A Preliminary Report

Richard B. Panzer[*] and Cheryl L. Chrisman[**]

[*]*Departments of Large Animal Clinical Sciences and*
[**]*Small Animal Clinical Sciences,*
University of Florida College of Veterinary Medicine, Gainesville, FL 32610

(Accepted for publication July 23, 1993)

Fonte: ilustração do autor a partir da publicação original

A Acupuntura Auricular representa uma abordagem inovadora e uma alternativa complementar no tratamento de cães com epilepsia, uma condição desafiadora e impactante tanto para os animais afetados quanto para seus tutores.

Panzer e Chrisman em 1993 relataram a introdução de um novo ponto de Acupuntura Auricular para o tratamento da **epilepsia** em cães; embora esse acuponto específico não fosse inédito, tendo sido previamente empregado por Van Neikerk e Eckersley em 1988 no manejo terapêutico de cinco cães acometidos pela doença.

Essa técnica, ao estimular pontos específicos no pavilhão auricular, busca modular a atividade cerebral e promover um melhor equilíbrio do sistema nervoso, tendo como objetivo principal reduzir a frequência e a intensidade das convulsões. Assim, contribui significativamente para a melhoria da qualidade de vida dos cães acometidos por essa enfermidade, constituindo uma opção terapêutica adicional para o seu manejo.

Além disso, essa prática pode ajudar a diminuir as dosagens dos medicamentos utilizados no tratamento da epilepsia, o que é especialmente importante porque esses fármacos, quando utilizados por um longo período, podem ser prejudiciais ao fígado, causando danos às células hepáticas e comprometendo sua função.

Falando especificamente sobre o Gardenal, que tem o Fenobarbital como princípio ativo, estudos mostram que seu uso prolongado pode resultar em problemas no fígado, como esteatose hepática, fibrose e, em casos mais graves, até mesmo cirrose. Além disso, o uso contínuo desse medicamento pode levar à tolerância, fazendo com que sejam necessárias doses cada vez maiores para obter os mesmos efeitos calmantes.

Portanto, a Acupuntura Auricular se apresenta como uma alternativa promissora, capaz de controlar as crises epilépticas e, ao mesmo tempo, minimizar os possíveis efeitos colaterais associados ao uso contínuo de medicamentos.

Panzer e Chrisman (1993) sugerem o uso de um ponto específico de Acupuntura Auricular para **todos** os cães com epilepsia. Eles baseiam essa recomendação em observações e experiências práticas e destacam a importância da realização de mais estudos controlados para avaliar se essa abordagem é realmente eficaz.

A introdução desse ponto de Acupuntura Auricular abre novas possibilidades para o tratamento integrado da epilepsia em cães. Isso significa que os veterinários e os tutores dos animais têm mais uma ferramenta para ajudar a controlar essa condição neurológica complexa.

Embora os relatos baseados em experiências práticas possam trazer informações valiosas, é muito importante fazer estudos clínicos bem planejados para ter certeza de que essa abordagem é eficaz e segura. A recomendação dos autores mostra que é fundamental explorar opções alternativas de tratamento para a epilepsia, mantendo a mente aberta para novas possibilidades. Ao mesmo tempo, eles enfatizam que as decisões sobre o tratamento devem ser baseadas em evidências científicas sólidas.

Vários autores, como Klide *et al.* (1987), Muller (1989) e Van Neikerk e Eckersley (1988), citados por Panzer e Chrisman (1993), documentaram diferentes abordagens de Acupuntura para o tratamento da epilepsia em cães. Essas referências evidenciam a diversidade de técnicas de Acupuntura aplicadas como potenciais opções terapêuticas para a epilepsia canina, refletindo a busca contínua por alternativas eficazes no manejo dessa condição.

A menção dessas fontes destaca o crescente interesse pela Acupuntura Veterinária como uma modalidade complementar de tratamento para a epilepsia em cães, demonstrando a evolução desse campo de estudo com contribuições significativas de diversos pesquisadores.

Van Neikerk e Eckersley (1988) descrevem uma técnica de Acupuntura Auricular para o tratamento da epilepsia em cães, adaptando práticas milenares da Medicina Tradicional Chinesa para beneficiar a Medicina Veterinária moderna.

O procedimento consiste na inserção bilateral de agulhas no ponto Shen Men, localizado nas orelhas dos animais, visando promover o equilíbrio energético e aliviar condições neurológicas. A estimulação desse ponto específico busca modular a atividade do sistema nervoso e potencialmente reduzir a frequência e intensidade das crises epilépticas, oferecendo uma abordagem complementar para o manejo dessa condição desafiadora nos cães.

Essa técnica representa uma alternativa promissora para auxiliar no tratamento da epilepsia canina, proporcionando uma opção adicional aos tutores e médicos veterinários que buscam melhorar a qualidade de vida dos animais acometidos por essa doença neurológica. "Este método causa stress mínimo ao paciente e existe evidência de que ele funciona" (Panzer; Chrisman, 1993, p. 16).

De acordo com Yang *et al.* (1983), na Medicina Tradicional Chinesa não existem registros de mapas de Acupuntura desenvolvidos especificamente para a espécie canina. Portanto, a identificação dos pontos de Acupuntura em animais é realizada através de uma técnica conhecida como método transposicional. Essa metodologia reflete um esforço para integrar os princípios da Medicina Tradicional Chinesa na prática veterinária, com a adaptação de conhecimentos milenares para o tratamento de animais, levando em consideração as diferenças anatômicas e fisiológicas entre as espécies.

A prática da Acupuntura em animais requer adaptações específicas de acordo com as diferenças anatômicas entre as espécies. No Ocidente, os pontos de Acupuntura tradicionalmente utilizados em seres humanos são erroneamente ajustados para a anatomia canina, enquanto na China a transposição de pontos encontrados em porcos, vacas e cavalos é preferida devido à maior semelhança anatômica da orelha desses animais com a dos cães. Essas diferenças são evidentes ao comparar a orelha humana, relativamente pequena e com hélix e anti-hélix bem evidentes, com a de grandes animais, onde a maioria dos pontos está situada na região da escafa.

A seleção de modelos anatômicos compatíveis com a estrutura física do paciente é fundamental para aprimorar a eficácia e precisão na localização dos pontos de Acupuntura, garantindo uma abordagem terapêutica mais eficiente. Esse conhecimento aprofundado das variações anatômicas entre as espécies é essencial para a prática bem-sucedida da Acupuntura Veterinária, assegurando que as intervenções sejam realizadas de forma embasada e ajustadas às características específicas dos animais tratados.

A abordagem **transposicional** demonstra a versatilidade e adaptabilidade da Acupuntura como sistema terapêutico, ressaltando o empenho em expandir suas aplicações para além da espécie humana. Para uma aplicação eficaz em animais, os profissionais devem ter conhecimento detalhado da anatomia comparativa e capacidade de adaptar as técnicas conforme as particularidades da espécie tratada. Essa abordagem adaptativa garante maior precisão na localização dos pontos, resultando em uma prática mais segura e eficaz da Acupuntura Veterinária, com tratamentos personalizados que maximizam os benefícios terapêuticos e minimizam os riscos associados a uma localização inadequada dos pontos.

A localização do ponto de Acupuntura Shen Men Auricular varia significativamente entre diferentes espécies, evidenciando a importância de um conhecimento aprofundado da anatomia específica de cada animal para a prática eficaz da Acupuntura Veterinária. Um exemplo notável dessa especificidade é a diferença na localização desse ponto em porcos e cavalos, onde ele se encontra no sulco entre as cristas, próximo à junção das cristas cutâneas lateral e medial, conforme observado nos estudos de Yang *et al.* (1983) e Yu e Hwang (1990).

Essa variação anatômica ressalta a necessidade de adaptar as práticas de Acupuntura às particularidades de cada espécie, a fim de garantir a precisão na identificação e tratamento dos pontos de Acupuntura. A localização exata do ponto Shen Men Auricular em porcos e cavalos, distinta de outras espécies, destaca a relevância da especificidade anatômica nesse processo.

Em contraste, nos seres humanos, o acuponto Shen Men Auricular está situado "na fossa triangular da anti-hélix, no ponto de encontro dos ramos da anti-hélix", como citado por Anonymous (1980) em Panzer e Chrisman (1993). Essa diferença anatômica entre humanos e animais reforça a importância de adaptar as práticas de Acupuntura de acordo com as características específicas de cada espécie.

Esse exemplo ilustra a **complexidade** da Medicina Veterinária **alternativa** e enfatiza a necessidade de fundamentar as intervenções terapêuticas em pesquisas detalhadas e específicas para cada espécie, a fim de assegurar a eficácia e segurança dos tratamentos. A adaptação das práticas de Acupuntura às diferenças anatômicas entre as espécies é essencial para o sucesso das intervenções terapêuticas, tanto em Medicina Veterinária quanto humana, reforçando a importância de uma abordagem personalizada baseada em um conhecimento anatômico minucioso.

A TÉCNICA

Quatro agulhas auriculares semipermanentes de Acupuntura, conhecidas como Empishin, foram inseridas em dois pontos bilaterais que haviam sido identificados anteriormente. Após a inserção, as agulhas foram deixadas sem fixação adicional. Algumas delas acabaram se soltando minutos depois da inserção, enquanto outras conseguiram permanecer fixas nos pontos por vários dias sem necessidade de suporte extra. Contudo, práticas mais recentes recomendam o uso de fita adesiva sobre as agulhas, visando assegurar uma estimulação contínua dos pontos auriculares.

Essa técnica, inicialmente descrita por Evans e La Hunta (1988) demonstra a evolução nas práticas de Acupuntura Auricular. *A abordagem original, que não previa a fixação das agulhas, foi aprimorada ao incluir o uso de fita adesiva, com o propósito de garantir a permanência das agulhas nos pontos de Acupuntura e, assim, estender a duração da estimulação auricular.* Essa alteração metodológica sublinha a necessidade de *evolução e melhoria contínua nas técnicas de Acupuntura*, com o objetivo de melhorar os efeitos terapêuticos.

RESULTADOS DA PESQUISA

O estudo conduzido por Panzer e Chrisman (1993) investigou a condição de *cinco cães que enfrentavam convulsões intratáveis*, caracterizadas por sua *severidade e ocorrência em agrupamentos*. Esses episódios convulsivos não somente eram frequentes, mas também intensos e generalizados, destacando a complexidade e o desafio representados pelos casos analisados. A pesquisa enfatizou a natureza episódica dessas convulsões, que não ocorriam de maneira isolada, mas sim em séries, o que aumentava a dificuldade de seu manejo e tratamento.

A seleção desses animais refletiu o objetivo dos pesquisadores de abordar condições extremamente desafiadoras, contribuindo para o avanço no entendimento e no desenvolvimento de novas estratégias terapêuticas para casos similares que se mostravam resistentes aos tratamentos existentes.

Os cães apresentavam crises epileptiformes em intervalos regulares, variando entre 10 dias e um mês, **apesar da administração de altas doses de medicamentos anticonvulsivantes, como barbitúricos e brometo de potássio**. Isso evidenciou a gravidade e a resistência da condição às terapias convencionais.

A metodologia adotada pelo estudo foi destacada por induzir um baixo nível de estresse nos animais, sugerindo uma abordagem minimamente invasiva. Os resultados obtidos foram significativos, reforçando a viabilidade da técnica utilizada e incentivando a sua exploração futura. A pesquisa apontou para a possibilidade de aplicação dessa metodologia em casos semelhantes, visando não apenas aprofundar o conhecimento sobre o tratamento de convulsões intratáveis, mas também melhorar o bem-estar dos animais afetados por essa condição.

Figura 75 – *Resultado do experimento*

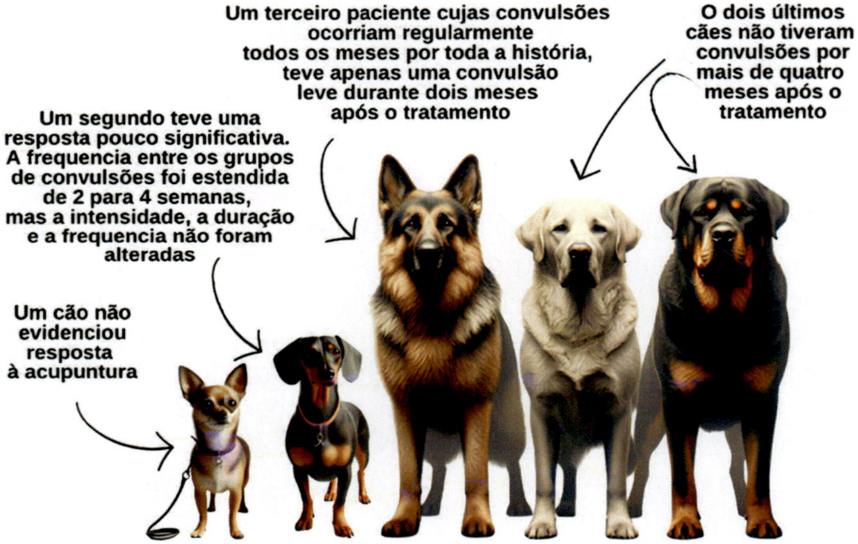

Fonte: ilustração do autor geração por IA

Após o tratamento, os dois últimos cães experimentaram um período de liberdade de convulsões que se estendeu por mais de quatro meses, demonstrando a eficácia inicial da intervenção. No entanto, cerca de duas semanas após o tratamento, ambos começaram a exibir sintomas característicos de uma **overdose** de barbitúricos, tais como depressão, letargia e descoordenação motora, situação que demandou a redução das doses de seus medicamentos anticonvulsivantes.

Essa narrativa não apenas evidencia o sucesso inicial do tratamento em prevenir as convulsões por um período considerável, mas também destaca os desafios associados ao manejo de medicamentos anticonvulsivantes, especialmente os barbitúricos.

Esses medicamentos, apesar de eficazes no controle de convulsões, possuem uma estreita margem terapêutica e podem causar toxicidade se administrados em quantidades superiores às necessárias. Ajustar a dosagem desses medicamentos torna-se, então, uma estratégia essencial para manter o equilíbrio entre a eficácia do tratamento e a prevenção de efeitos colaterais adversos, assegurando o bem-estar e a segurança dos cães tratados. Esse processo de ajuste reflete a importância de uma monitoração cuidadosa e **contínua** dos animais sob tratamento anticonvulsivante, visando otimizar os benefícios terapêuticos enquanto se minimiza o risco de toxicidade.

Figura 76 – *Em sua opinião, o que foi determinante para o sucesso dos três cães que responderam ao tratamento: o **peso** ou o **tempo de permanência** das agulhas?*

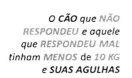
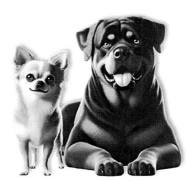

O CÃO que NÃO RESPONDEU e aquele que RESPONDEU MAL tinham MENOS de 10 KG e SUAS AGULHAS

CAÍRAM POUCOS MINUTOS APÓS O TRATAMENTO.

Os três que RESPONDERAM tinham MAIS de 20 KG e SUAS AGULHAS,

PERMANECERAM NO LUGAR POR VÁRIAS HORAS.

Fonte: ilustração do autor gerada por IA

A experiência demonstrou que cães de maior porte e/ou aqueles que mantêm as agulhas de Acupuntura inseridas por períodos mais longos tendem a apresentar resultados mais promissores, com uma estimulação efetiva dos pontos de Acupuntura. O procedimento pode ser aplicado de forma reiterada até que um benefício terapêutico inicial seja observado; após essa fase inicial, as sessões de Acupuntura podem ser ajustadas e repetidas conforme necessário para manter o controle das convulsões no animal.

Embora as evidências científicas ainda sejam limitadas, essa técnica representa uma alternativa de baixo custo e minimamente invasiva antes de se considerar opções como a implantação de fragmentos de ouro para casos mais desafiadores. Atualmente, opto pela utilização de implantes de colágeno, que, apesar de serem mais interessantes do ponto de vista financeiro do que o ouro, necessitam de reposição mensal.

Na minha prática clínica, aplico fragmentos de Catgut no ponto Shen Men em todos os pacientes com epilepsia, controlada ou não, e tenho observado, a partir do segundo mês, a possibilidade de reduzir a dose de Fenobarbital (Gardenal), de duas para uma vez ao dia, resultando na ausência de crises epilépticas, exceto quando o proprietário esquece de usar a medicação. Alguns tutores relatam o aumento na sonolência dos animais após o início do tratamento com os implantes, uma observação que reforça a eficácia da Acupuntura Auricular, conforme relata a literatura especializada.

O Fenobarbital, o princípio ativo do Gardenal, pode levar a efeitos adversos significativos, como hepatite aguda e cirrose hepática, especialmente com uso prolongado. Diante desses riscos, a Acupuntura Auricular é proposta como uma parte integrante do regime terapêutico, inclusive para cães com convulsões já controladas por terapia anticonvulsivante tradicional. O objetivo é permitir a redução das doses de medicamentos convencionais, minimizando os riscos de toxicidade hepática. Essa abordagem integrativa visa oferecer um tratamento mais seguro e menos invasivo, reduzindo a dependência de medicamentos com potenciais efeitos colaterais adversos, em busca de um cuidado mais holístico e integrado para a saúde dos cães.

Segundo Wiseman e Ellis em 1985, na Medicina Tradicional Chinesa (MTC), os sintomas típicos da epilepsia, como colapso súbito, perda de consciência e convulsões, são frequentemente associados às síndromes de Vento e Fleuma. Essas síndromes são caracterizadas pelo bloqueio dos portais do corpo, que incluem as vias sensoriais e de excreção, e por causarem distúrbios no espírito. Uma prática notável dentro da MTC é a estimulação do ponto SHEN MEN, também conhecido como o Portão do Espírito, valorizada por sua capacidade de limpar esses portais e acalmar o espírito. Em cães, essa abordagem tem se mostrado muitas vezes eficaz na gestão da epilepsia por si só.

A abordagem da MTC para o tratamento da epilepsia reflete uma compreensão holística do organismo e suas funções, buscando liberar os bloqueios nos portais do corpo, restaurar a serenidade do espírito e tratar as disfunções subjacentes que contribuem para a condição, como dispersar o Vento, transformar a Fleuma e/ou atenuar o Excesso do Fígado, a fim de alcançar o equilíbrio e a harmonia internos, ressaltando a relevância de terapias complementares e alternativas na Medicina Veterinária, que podem ser menos invasivas e apresentar menos efeitos colaterais em comparação com as abordagens convencionais.

Portanto, é crucial a realização de estudos mais aprofundados e rigorosos para investigar a eficácia da Acupuntura como tratamento viável para a epilepsia canina. Pesquisas científicas nessa área poderiam elucidar os mecanismos pelos quais a Acupuntura beneficia cães com epilepsia e ajudar no desenvolvimento de abordagens terapêuticas mais eficientes e integrativas. Tais estudos não apenas ampliariam nossa compreensão sobre práticas alternativas de Medicina Veterinária, mas também poderiam oferecer opções de tratamento mais holísticas e menos invasivas para animais enfrentando essa complexa condição neurológica.

OTITE CANINA

Figura 77 – *Este artigo recomenda o implante de partículas de ouro para o tratamento de otites crônicas em cães*

Gold Beads Implants for The Treatment of Canine Chronic Recurrent Otitis Externa

Hector Sumano, Graciela Tapia-Perez* and Lilia Gutiérrez[1]

*Department of Physiology & Pharmacology; *Department of Statistics, School of Veterinary Medicine, National Autonomous University of Mexico, Mexico City 04360, Mexico*

(Accepted: March 22, 2013)

Fonte: ilustração do autor a partir da publicação original

Esse estudo clínico foi conduzido para avaliar a eficácia terapêutica e a redução na recorrência de episódios de otite externa crônica em cães, mediante a implantação de **fragmentos de ouro** em pontos específicos de Acupuntura. Nesse estudo, **40 cães** com diagnóstico de **Otite Crônica**, todos com membranas timpânicas íntegras e histórico de episódios recorrentes, foram divididos aleatoriamente em dois grupos distintos.

O Grupo **Controle** recebeu tratamento com antimicrobianos convencionais, administrados duas vezes ao dia durante um período de 7 dias. A medicação consistia em uma combinação de *Sulfato de Gentamicina*, *Dexametasona* e *Clotrimazol*.

O Grupo **Experimental**, além de receber o mesmo regime terapêutico do Grupo Controle, foi submetido à inserção de *13 fragmentos de ouro sob anestesia leve*.

Figura 78 – *Este artigo já começa a usar um maior número de animais*

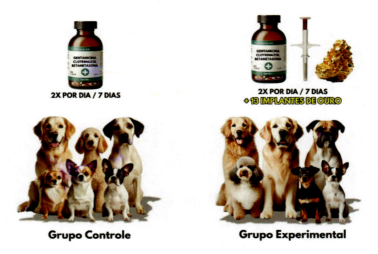

Fonte: ilustração do autor gerada por IA

Figura 79 – *Acupontos utilizados para o tratamento das otites crônicas com implantes de ouro. Imagem do autor adaptada de Sumano et al. (2013)*

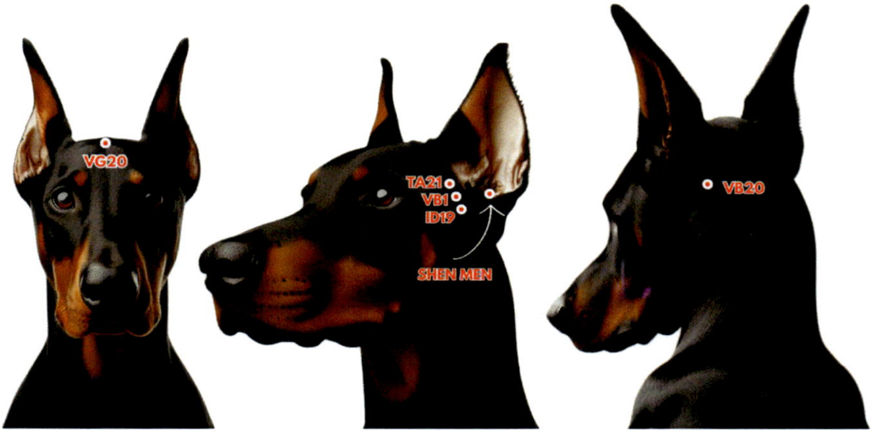

Fonte: ilustração do autor gerada por IA

De acordo com os resultados reportados por Sumano *et al.* (2013), *a aplicação de fragmentos de ouro em pontos específicos de Acupuntura mostrou-se efetiva na melhoria de diversos sinais clínicos e na redução significativa das recorrências de otite externa crônica em cães*, com esses benefícios sendo observados mesmo após um ano de acompanhamento.

Figura 80 – *Localização do Ponto SHEN MEN no cão, segundo Evans e La Hunta (1988)*

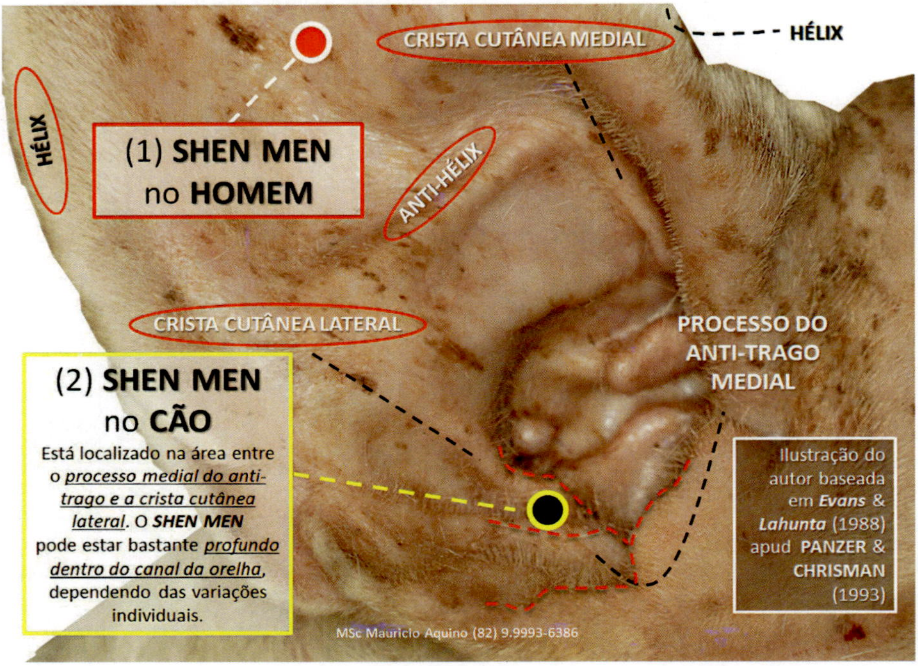

Fonte: imagem do autor

Esse resultado indica que a integração da terapia de implantação de ouro com tratamentos convencionais pode representar uma abordagem mais eficiente no controle da otite crônica recorrente em caninos.

Nesse novo estudo, todos os grupos de participantes foram submetidos a tratamentos *três vezes por semana*, por um período de *duas semanas*. Ao longo dessa fase, foram avaliados nos diferentes grupos os seguintes elementos:

1. Identificação dos patógenos causadores da condição; na análise para identificação de bactérias, observou-se predominantemente a presença de *Staphylococcus spp.* e *Streptococcus spp.* como os principais agentes patogênicos;

2. Alterações nos sintomas clínicos apresentados;

3. Resultados adquiridos por meio de exames otoscópicos;

4. Análise quantitativa de bactérias nas secreções auriculares;
5. Avaliação da contagem total de leucócitos e da relação neutrófilo/linfócito (n/l) no sangue periférico.

EFEITOS TERAPÊUTICOS DE INJEÇÕES DE APITOXINAS EM CASOS DE OTITE EXTERNA CANINA

Figura 81 – *Veneno de abelhas para o tratamento de otite crônica em cães*

Therapeutic Effect of Injection-Acupuncture with Bee-Venom (Apitoxin) in Cases of Canine Otitis Externa

Sang-Hun Kim, Hyung-Kyou Jun, Suk Kim*, Myung-Jo You, Moo-Hyung Jun and Duck-Hwan Kim[1]**

College of Veterinary Medicine, Chungnam National University, Daejeon 305-764, Korea
**College of Veterinary Medicine, Gyeongsang National University, Jinju 660-701, Korea*
***College of Veterinary Medicine, Chonbuk National University, Jeonju 561-756, Korea*

(Accepted: June 5, 2008)

Fonte: ilustração do autor a partir da publicação original

O estudo investiga o efeito terapêutico da injeção de apitoxina em acupontos como coadjuvante no tratamento da otite externa canina.

Foram utilizados 15 cães com otite externa adquirida naturalmente, divididos em três grupos: grupo **controle** (tratado com antibióticos), grupo **experimental A** (tratado com apitoxina) e grupo **experimental B** (tratado com apitoxina e antibióticos).

Os tratamentos foram administrados por duas semanas, e os resultados avaliados com base nas contagens de células bacterianas, nos sinais clínicos e nas contagens de leucócitos.

A otite externa canina é uma condição comum em cães, ocorrendo em 15% a 20% dos casos na prática clínica veterinária.

O estudo revelou que a injeção de apitoxina em acupontos no grupo **experimental A** e a combinação de apitoxina com antibióticos no grupo **experimental B** resultaram em uma redução significativa nas contagens de células bacterianas e na melhora dos sinais clínicos em comparação com o **grupo controle**.

Em particular, o grupo **experimental B** mostrou uma diminuição significativa nas contagens bacterianas *já na primeira semana de tratamento*, enquanto o grupo **experimental A** apresentou *essa redução após duas semanas*.

A *combinação de apitoxina com antibióticos* mostrou resultados **ainda mais rápidos e significativos**, sugerindo que *essa abordagem pode ser especialmente útil em casos de infecções bacterianas resistentes a antibióticos*. A apitoxina, com suas propriedades anti-inflamatórias e imunológicas associadas a pontos de Acupuntura, contribuiu significativamente para a melhoria dos sintomas clínicos e a redução das contagens bacterianas.

Figura 82 – *Veneno de abelhas para o tratamento de otite crônica em cães juntamente com antibióticos podem representar uma alternativa para o tratamento de infecções refratárias*

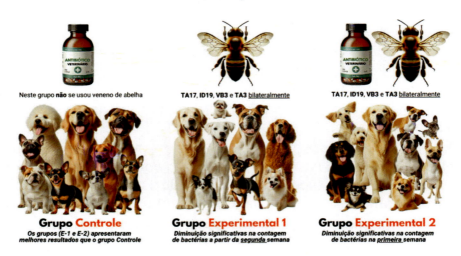

Fonte: ilustração do autor desenvolvida por IA

A apiterapia, que envolve o uso de produtos derivados de abelhas, como mel, própolis e especialmente a **apitoxina** (o próprio **veneno** das abelhas) com finalidade terapêutica, não constitui uma prática nova. No entanto, *é fundamental estar ciente dos riscos* _associados_, particularmente o potencial de reações alérgicas graves, como o choque anafilático relacionado ao uso do veneno das abelhas.

É essencial que a apiterapia seja realizada sob a supervisão de profissionais de saúde qualificados, após uma avaliação cuidadosa do histórico médico do paciente e com medidas de precaução adequadas para lidar com possíveis emergências alérgicas. Mas, apesar dos possíveis riscos, a adoção dessa nova terapia pode constituir-se numa valiosa nova ferramenta a ser utilizada para o tratamento de infecções que sejam refratárias a antibióticos.

REFERÊNCIAS

ANTUNES, M. *et al.* Síndrome de Horner em cães e gatos. **Veterinária e Zootecnia**, São Paulo, v. 18, n. 3, p. 339-346, set. 2011. Disponível em: https://go.gale.com/ps/i.do?id=GALE%7CA387606816&sid=googleScholar&v=2.1&it=r&linkaccess=abs&issn=01025716&p=AONE&sw=w&userGroupName=anon%7E1ed9d1fb. Acesso em: 25 ago. 2022.

AS NOVE AGULHAS chinesas. **Aprendiz de medicina chinesa**. Disponível em: https://aprendizmtc.com.br/tag/agulhas-do-imperador-amarelo/. Acesso em: 5 mar. 2024.

CHIEN, C. H. *et al.* The composition and central projection of the internal auricular nerves of the dog. **Journal of Anatomy**, 1996. Disponível em: https://www.ncbi.nlm.nih.gov/pmc/articles/PMC1167752/. Acesso em: 8 set. 2022.

DETER-WOLF, A.; ROBITAILLE, B.; KRUTAK, L.; GALLIOT, S. The world's oldest tattoos. **Journal of Archaeological Science**: Reports, v. 5, p. 19-24, 2016. Disponível em: https://doi.org/10.1016/j.jasrep.2015.11.007. Acesso em: 19 abr. 2024.

DORFER, L. *et al.* A medical report from the stone age? **The Lancet**, v. 354, n. 9183, p. 1023-1025, 18 set. 1999. Disponível em: https://efg.brasilia.fiocruz.br/ava/external/fitoterapicos/aulas/unidade_7/telas/tela_5/Un7-Tela_5-_Script_5_-_Dorfer_1999.pdf. Acesso em: 9 ago. 2024

ECOLOGAMBIENTE. **29 padrões fractais hipnotizantes encontrados na natureza**. Outubro, 2018. Disponível em: https://ecologambiente.blogspot.com/2018/10/29-padroes-fractais-hipnotizantes.html. Acesso em: 4 dez. 2023.

FRENCH, P. **Em 1911, outra epidemia varreu a China. Naquela época, o mundo se uniu. CNN Brasil**, 19 abr. 2020. Disponível em: https://www.cnnbrasil.com.br/internacional/em-1911-outra-epidemia-varreu-a-china-naquela-epoca-o-mundo-se-uniu/. Acesso em: 29 nov. 2023.

FULLER, R. K.; GORDIS, E. Does disulfiram have a role in alcoholism treatment today? **PubMed**, v. 99, p. 21-24, 2004.

GASTAL, J. C. **Revisão bibliográfica**: acupuntura auricular veterinária. São Paulo: EBRAMEC, 2010.

GASTAL, J. C. **Revisão bibliográfica**: acupuntura auricular veterinária. São Paulo: EBRAMEC, 2010. Disponível em: https://www.ebramec.edu.br/wp-content/uploads/2019/02/ilovepdf_merged-4-1.pdf. Acesso em: 28 out. 2023.

GOMES, G. R. A. **Auriculoterapia chinesa**: a arte de cuidar. São Paulo: EBRAMEC, 2016. Disponível em: https://www.ebramec.edu.br/wp-content/uploads/2019/02/ilovepdf_merged-7.pdf. Acesso em: 12 dez. 2016.

HU, Y.; LIU, Z. Fatos históricos da acupuntura e da medicina veterinária tradicional chinesa — uma carta ao editor re: Magalhães-Sant'Ana, M. Animals 2019, 9, 168. **Animals**, 2020. Disponível em: https://www.mdpi.com/2076-2615/10/7/1196. Acesso em: 9 dez. 2023.

JANSSEN, L. A.; DE PRINS, E. M. Treatment of thoracolumbar disk disease in dogs by means of acupuncture: a comparison of two techniques. **Journal of the American Animal Hospital Association**, v. 25, mar./abr. 1989. Disponível em: https://www.researchgate.net/profile/Luc-Janssens-2/publication/312468775_Treatment_of_thoracolumbar_disk_disease_in_dogs_by_means_of_acupuncture_A_comparison_of_two_techniques/links/594bc7e9458515e703488c78/Treatment-of-thoracolumbar-disk--disease-in-dogs-by-means-of-acupuncture-A-comparison-of-two-techniques.pdf. Acesso em: 30 ago. 2022.

KEN, C.; YONGQIAN, C. **Handbook of Chinese Auricular Therapy**. Pequim: Imprensa de Línguas Estrangeiras, 1981.

KROPEJ, H. The Fundamentals of Ear Acupuncture. 4. ed. Haug. Heidelberg, 1979.

LIN, J. H. *et al.* Sustainable veterinary medicine for the new era. **Revue Scientifique et Technique (International Office of Epizootics)**, v. 22, n. 3, p. 949-964, 2003.

LITSCHER, G. *et al.* Die schmerzfreie laser: "nadel"-akupunktur moduliert die gehirnaktivität. Graz. **Schmerz und Akupunktur**, 2004.

OPAS. Medicinas tradicionais, complementares e integrativas. **OMS**. Disponível em: https://www.paho.org/pt/topicos/medicinas-tradicionais--complementares-e-integrativas. Acesso em: 1 dez. 2023.

PANZER, R. B.; CHRISMAN, C. L. An auricular acupuncture treatment for idiopathic canine epilepsy: a preliminary report. **American Journal of Chinese Medicine**, v. 22, n. 1, p. 11-17, 1994. doi: 10.1142/S0192415X94000036. PMID: 8030615.

PETERMANN, U. **Pulse Controlled Laser Acupuncture Concept in Horses and Dogs**. Alemanha: PCLAC, 2007.

PINKOWSKI, J. Ötzi, o homem de gelo: o que sabemos 30 anos após sua descoberta. **National Geographic**, 2021. Disponível em: https://www.nationalgeographicbrasil.com/historia/2021/09/otzi-o-homem-de-gelo-o--que-sabemos-30-anos-apos-sua-descoberta. Acesso em: 19 abr. 2024.

POHL, A. **Acupuntura auricular em cães**: noções básicas para prática de fisioterapia canina. Tese de Fisioterapeuta Canina, Hanover, jan. 2010. Disponível em: https://docplayer-org.translate.goog/19024331-Ohrakupunktur-beim-hund-grundlagen-fuer-die-hundephysiotherapeutische-praxis--hausarbeit.html?_x_tr_sl=de&_x_tr_tl=pt&_x_tr_hl=pt-BR&_x_tr_pto=sc. Acesso em: 1 set. 2022.

RUBACH, A. **Principles of Ear Acupuncture**: Microsystem of the Auricle. Munich: Thieme, 2017.

SAINTSCATHOLIC. Os santos mártires da China. Disponível em: https://saintscatholic.blogspot.com/2014/03/the-martyr-saints-of-china.html. Acesso em: 5 dez. 2023.

SANG-HUN, K. *et al.* Therapeutic effect of injection-acupuncture with bee--venom (apitoxin) in cases of canine otitis externa. **Journal of Veterinary Clinics**, v. 25, n. 3, p. 159-164, 2008.

STILL, J. Acupuntura auricular. *In:* SCHOEN, A. M. **Acupuntura Veterinária**. 2. ed. São Paulo: Editora Roca, 2006. Cap. 27, p. 326-336.

SUMANO, H. *et al.* Gold beads implants for the treatment of canine chronic recurrent otitis externa. **Journal of Veterinary Clinics**, v. 30, n. 2, p. 100-106, 2013. Mexico City, Mexico. Disponível em: http://www.koreascience.or.kr/article/JAKO201317664652037.page. Acesso em: 8 set. 2022.

TOMATO. A dinastia Qin. **Acupuntura Tradicional.com.br**. Disponível em: https://acupunturatradicional.com.br/a-dinastia-qin/. Acesso em: 1 nov. 2023.

UNSCHULD, P. U. **Traditional Chinese Medicine:** Heritage and Adaptation. [*S. l.*]: Columbia University Press, 2018.

VETERIAN KEY. Anatomy of the canine and feline ear. Cap. 1. Disponível em: https://veteriankey.com/anatomy-of-the-canine-and-feline-ear/. Acesso em: 8 set. 2022.

WHALEN, L. R.; KITCHELL, R. L. Electrophysiologic studies of the cutaneous nerves of the head of the dog. **American Journal of Veterinary Research**, v. 44, n. 4, p. 615–627, abr. 1983. PMID: 6869957. Disponível em: https://pubmed.ncbi.nlm.nih.gov/6869957/. Acesso em: 8 set. 2022.

WIKIPÉDIA. Huangdi Neijing. Disponível em: https://en.wikipedia.org/wiki/Huangdi_Neijing. Acesso em: 2 dez. 2023.

WIKIPÉDIA. Matteo Ricci. Disponível em: https://pt.wikipedia.org/wiki/Matteo_Ricci. Acesso em: 5 dez. 2023.

YANG, H. D.; LI, S. Z.; BIAN, Z. **Veterinary Acupuncture and Moxibustion Manual**. 2. ed. Beijing: Agricultural Publication Society, 1983.

YU, C.; HWANG, Y. C. **Handbook on Chinese Veterinary Acupuncture and Moxibustion**. Bangkok: FAO, 1990.